Pedro Tárraga López
Juan Solera Albero
Jose A Rodriguez-Montes

Influencia de la dieta y los estilos de vida en el cáncer colorrectal

Pedro Tárraga López
Juan Solera Albero
Jose A Rodriguez-Montes

Influencia de la dieta y los estilos de vida en el cáncer colorrectal

Evolución natural del cáncer colorrectal

PUBLICIA

Impressum / Aviso legal
Bibliografische Information der Deutschen Nationalbibliothek: Die Deutsche Nationalbibliothek verzeichnet diese Publikation in der Deutschen Nationalbibliografie; detaillierte bibliografische Daten sind im Internet über http://dnb.d-nb.de abrufbar.

Información bibliográfica de la Deutsche Nationalbibliothek: La Deutsche Nationalbibliothek clasifica esta publicación en la Deutsche Nationalbibliografie; los datos bibliográficos detallados están disponibles en internet en http://dnb.d-nb.de.

Coverbild / Imagen de portada: www.ingimage.com

Verlag / Editorial:
PUBLICIA
ist ein Imprint der / es una marca de
OmniScriptum GmbH & Co. KG
Bahnhofstraße 28, 66111 Saarbrücken, Deutschland / Alemania
Email / Correo Electrónico: info@editorial-publicia.com

Herstellung: siehe letzte Seite /
Publicado en: consulte la última página
ISBN: 978-3-639-64918-5

Zugl. / Aprobado por: Madrid Universidad Autonoma de Madrid Tesis Doctoral 2009

INTRODUCCION

RECUERDO HISTÓRICO

Antecedentes históricos

El cáncer no es una enfermedad privativa de nuestra especie; las plantas sufren tumores no metastatizantes y los animales padecen cánceres semejantes a los seres humanos. Precisamente, una importante rama de la Oncología es la Cancerología comparada, disciplina que intenta mejorar el conocimiento de las neoplasias malignas e identificar las diferencias y similitudes del hombre con los animales e incluso con las plantas.

La historia del cáncer es tan antigua como la historia de la propia Humanidad. En los documentos escritos más antiguos que se han conservado, por lo tanto, desde que se conoce por escrito la historia de nuestra especie, se hallan referencias a la enfermedad cancerosa.[2] Así pues, el cáncer ya se menciona en el papiro descubierto por Ebers en 1872 y anterior al 1500 adC. Documentos similares se hallan en literaturas hindú y persa. [3]

La que es probablemente la primera referencia escrita sobre un cáncer específico fue recogida por Herodoto, hacia el año 520 adC. En efecto, Atossa, hija de Ciro y esposa de Darío I *tenía un tumor en su mama izquierda que, después de un tiempo, se abrió y extendió considerablemente. Mientras el tumor fue pequeño lo ocultó y no comunicó con nadie; cuando el tumor se hizo peligroso llamó a Democedes y se lo mostró*.[3]

Hipócrates (460-375 adC) fue el primero en extraer las enfermedades de la simple causalidad mágica imperante hasta entonces. Basándose en Empédocles, propuso la teoría de los cuatro humores (sangre, moco, bilis amarilla, bilis negra) de cuyo equilibrio surgía la salud o eucrasia, mientras que de su desequilibrio se producía la enfermedad o discrasia.

Galeno (129-200) profundizó en las teorías de Empédocles e Hipócrates.

Estas teorías fueron aceptadas durante muchos siglos. Fabricio (1537-1619), Paracelso (1493-1541) y Paré (1509-1590), dejaron referencias escritas sobre el tratamiento del cáncer.

El siglo XVIII fue calificado como el siglo de oro de la oncología por la cantidad y trascendencia de las aportaciones conceptuales que en él concurren. Entre todos destaca sir Percival Pott, quien definió la prevención primaria al descubrir el primer cáncer profesional descrito: el de escroto de los deshollinadores.(2)

A lo largo de la historia la curación del cáncer ha cambiado, radicalmente y desde febrero de 1972 que se crea la subespecialidad de Oncología Médica, se empieza a plantear con cierto optimismo la curación del cáncer.

Son la prevención y diagnóstico clínico temprano los factores básicos para el progreso. Por otra parte, se debe tener en cuenta la larga supervivencia de pacientes no curados, el concepto de calidad de vida, la problemática del paciente con la enfermedad en un estado avanzado y del paciente terminal, los aspectos psicológicos...etc. Todos estos puntos advierten poderosamente de la necesidad de otros protagonistas no sanitarios pero con conocimientos oncológicos suficientes para enfrentarse a la tarea de la prevención y curación del cáncer.(3)

Historia natural del cáncer

El cáncer se inicia por la transformación maligna de una célula o de un grupo celular. (4) Su evolución polifásica concluye con la curación o la muerte del huésped. De un extremo a otro se debe considerar la concatenación de los hechos siguientes:

-Etapa subclínica.
-Cinética celular y proliferación tumoral.
-Progresión local, linfática y hematógena.

Pero la lucha contra el cáncer aparece cada vez como el resultado global del esfuerzo de todos sus protagonistas, incluidos los terapéuticos. Las estadísticas de curación demuestran que la cirugía es la terapia reina, pues proporciona los mayores índices de curación si se compara con otras terapéuticas oncológicas. Fue Carter quién esquematizó la historia natural del crecimiento tumoral por vía linfática y por vía hematógena, según el esquema adjunto (tabla 1).

Tabla 1. Historia natural de las metástasis

1. Desarrollo del tumor primario
2. Invasión directa de estructuras adyacentes
3. Invasión de linfáticos y vasos sanguíneos cercanos.
4. Diseminación linfática y/o hematógena.
5. Invasión linfática→ Ganglios regionales
   ↓
   Ganglios distantes
6. Invasión hematógena → Penetración a través de las paredes vasculares
   ↓
   Entrada en los espacios intersticiales de tejidos a distancia
7. Crecimiento progresivo
8. Metástasis macroscópicas

En los últimos años, la investigación ha sido demasiado "genocéntrica", en el sentido de que todo el peso y las esperanzas se han depositado en la biología molecular.

Willet [5,6], considera que son varias las líneas de evidencia que sugieren la importancia de los hábitos de vida en la presencia de los cánceres. Lograr el equilibrio que integre la información genética con los estudios epidemiológicos, hará que se llegue a la estrategia definitiva para poder evitar el desarrollo de alguna enfermedad como el cáncer.

CONCEPTOS GENERALES SOBRE EL CÁNCER Y SU PREVENCIÓN

Magnitud del problema del cáncer

El desarrollo de estrategias adecuadas para la prevención y control del cáncer precisa del conocimiento de su frecuencia, su distribución, su impacto sanitario y sus tendencias. Para determinar la magnitud del problema se dispone en primer lugar de los indicadores clásicos de incidencia, mortalidad y prevalencia. [7, 8]

Población de riesgo	**Las personas de una población susceptibles de tener determinado cáncer. Esta es definida a partir de datos demográficos, tales como lugar de residencia, género y edad.**
Incidencia	**Es el número de nuevos casos de cáncer que aparece en un período de tiempo determinado y en una población específica.**
Mortalidad	**Es el número de defunciones por cáncer ocurrido en un período determinado y en una población específica.**
Prevalencia	**Es el número de casos de cáncer en una determinada población en un momento especifico del tiempo. Depende de la incidencia y de la duración de la enfermedad.**
Tasas brutas	**Se calcula dividiendo el número de nuevos casos de cáncer o las muertes por cáncer observadas durante un período de tiempo por el correspondiente número de personas de la población a riesgo. Se expresan como tasas anuales por 100.000 personas a riesgo.**
Tasas ajustadas por edad	**Es la tasa que una determinada población tendría si tuviese la misma estructura de edad que la población de referencia.**
Porcentaje de riesgo	**Es la probabilidad o riesgo de que los individuos presenten la enfermedad durante un período de**

acumulado	**tiempo determinado.**

Tabla II: Definición de los principales indicadores de cáncer.

Incidencia

Los datos de incidencia provienen habitualmente de los registros poblacionales de cáncer que recogen de forma sistemática, fiable y exhaustiva datos de nuevos casos de cáncer. El registro poblacional de cáncer constituye un procedimiento complejo y costoso y son pocos los países que disponen de registros con cobertura geográfica y población total.

Mortalidad

La mortalidad es otro de los indicadores clásicos y básicos para evaluar el impacto del cáncer. Los datos de mortalidad provienen de los certificados de defunción. Esta fuente de información puede presentar ciertas limitaciones en su validez para determinadas causas de muerte, como es la ausencia de un diagnóstico correcto, sobre todo en personas de mayor edad, la no indicación de la localización del tumor, la notificación del cáncer metastásico como cáncer primario. No obstante, los registros de mortalidad proporcionan una valiosa y fiable información y permiten disponer de series temporales amplias.

En el año 1994 murieron 86.624 personas en España, lo que representa una tasa bruta de mortalidad de 217,7 por 100.000 habitantes/año y supuso el 25,2 % del total de las muertes de ese año. El número de defunciones en hombres fue de 53.001 y la tasa bruta de 267,5 personas/100.000 habitantes/año. En mujeres se produjeron 32.249 y una tasa bruta de 161,4. El cáncer es la segunda causa de muerte después de las enfermedades cardiovasculares. En el grupo de edad de 35 a 64 años el cáncer constituye la primera causa de muerte.

Las principales causas de mortalidad por cáncer por orden de importancia, considerando el número absoluto de casos son pulmón, próstata, estómago, colon y vejiga urinaria en hombres (tabla III).

	Defunciones	Tasa bruta	Tasa ajustada	nº de orden
Pulmón(162)	14.541	75,9	48,5	1
Próstata (185)	5.119	26,7	13,9	2
Estómago(151)	4.095	21,4	13,2	3
Colon (153)	3.765	19,6	11,6	4
Vejiga urinaria(188)	2.941	15,3	8,7	5
Labio, cavidad oral y faringe(140-149)	1.871	9,8	7,1	6
Laringe (161)	1.834	9,6	6,4	7
Páncreas (157	1.823	9,5	6,0	8
Esófago(150)	1.572	8,2	5,6	9
Leucemia(204-208)	1.462	7,6	5,4	10
Hígado(155)	1.424	7,4	4,7	11
Recto(154)	1.418	7,4	4,5	12
Cerebro(191-192)	1.016	5,3	4,0	13
Riñón(189)	883	4,6	2,9	14
Melanoma(172)	298	1,6	1,1	15
Otros malignos piel(173)	287	1,5	0,9	16
Enfermedad de Hodgkin(201)	151	0,8	0,6	17
Tiroides(193)	69	0,4	0,2	18
Testículo(186)	43	0,2	0,2	19
No especificados	4.554	23,8	15,5	-
Todos	53.001	276,5	172,9	

Tabla III.: Tasas brutas y ajustadas. España. Hombres (Año 1994).

Mientras que las principales causas de mortalidad en la mujer son el cáncer de mama, colon, estómago, páncreas, pulmón y ovario (tabla IV).

Tabla IV : tasas brutas y ajustadas. Mujeres. Año 1994

	Defunciones	Tasa bruta	Tasa ajustada	Ranking nº defunciones
Mama(174)	5.864	29,3	17,4	1
Colon(153)	3.501	17,5	7,6	2
Estómago(151)	2.640	13,2	5,7	3
Páncreas(157)	1.636	8,2	3,7	4
Pulmón(162)	1.495	7,5	3,8	5
Ovario(183)	1380	6,9	4,1	6
Cuerpo de útero(182)	1.286	6,4	3,2	7
Leucemia(204-208)	1.169	5,8	3,4	8
Recto(154)	1.084	5,4	2,5	9
Cerebro(191-192)	803	4,0	2,7	10
Vejiga urinaria(188)	650	3,3	1,2	11
Hígado(155)	604	3,0	1,3	12
Cervix(180)	530	2,7	1,7	13
Riñón(189)	470	2,0	1,0	14
Labio,cav.oral y faringe(140-149)	341	1,7	0,9	15
Melanoma(172)	289	1,4	0,9	16
Otros tumores malignos piel(173)	225	1,1	0,4	17
Esófago(150)	217	1,1	0,5	18
Tiroides(193)	169	0,8	0,4	19
Enf. Hodgkin(201)	105	0,5	0,3	20
Laringe(161)	51	0,3	0,1	21
No especificados	3664	18,3	9,2	
Todos	32.249	161,4	80,3	

Población femenina : 19.984.100. Tasa bruta por 100.000 y tasa ajustada por población mundial. (Fuente : WHO Mortality Database)

La tendencia de la mortalidad en el período 1980 a 1994 es creciente para todos los cánceres en su conjunto, tanto en hombres (tabla V) como en mujeres (tabla VI), siendo esta tendencia más acusada en los hombres.

Tabla V: Tasas brutas y tasas ajustadas. España. Hombres. Período 1994-1980

	1980		1985		1990		1994		Diferencia 1994-1980	
	Tb	Ta	Tb	Ta	Tb	Ta	Tb	Ta	Tb	Ta
Labio,cav.oral y faringe(140-149)	4,9	4,0	6,5	5,2	8,4	6,4	9,8	7,1	+4,9	+3,1
Esófago(150)	6,5	5,3	6,9	5,3	7,8	5,7	8,2	5,6	+1,7	+0,3
Estómago(151)	24,5	19,4	22,2	16,2	21,5	14,3	21,4	13,2	-3,1	-6,2
Colon(153)	6,4	4,9	9,7	7,0	15,2	9,9	19,6	11,6	+13,2	+6,7
Recto(154)	5,1	4,0	5,1	3,6	5,7	3,7	6,0	4,5	+0,9	+0,5
Hígado(155)	11,2	9,2	2,4	1,9	5,6	3,9	7,4	4,7	-3,8	-4,5
Páncreas(157)	5,1	4,1	7,1	5,3	8,5	5,9	9,5	6,0	+4,4	+1,9
Laringe(161)	9,2	7,7	9,6	6,9	9,1	7,3	10,0	6,4	+0,8	+1,3
Pulmón(162)	41,2	33,3	53,3	40,0	66,2	46,0	75,9	48,5	+34,7	+15,2
Melanoma(172)	0,5	0,4	1,0	0,8	1,4	1,0	1,6	1,1	+1,1	+0,7
Próstata(185)	16,9	12,7	19,4	12,8	22,6	13,2	26,7	13,9	+9,8	+1,2
Testículo(186)	0,3	0,2	0,3	0,2	0,2	0,2	0,0	0,0	-0,1	0
Vejiga urinaria(188)	9,1	7,0	11,3	7,8	13,0	8,1	15,3	8,7	+6,2	+1,7
Riñón(189)	2,1	1,7	2,7	2,1	3,5	2,4	4,6	2,9	+2,5	+1,2
Cerebro(191-192)	5,6	4,9	4,0	3,4	4,4	3,5	5,3	4,0	-0,3	-0,9
Tiroides(193)	0,3	0,2	0,3	0,2	0,5	0,3	0,4	0,2	+0,1	0
Enf.de Hodgkin(201)	1,2	1,1	0,9	0,8	1,0	0,9	0,8	0,6	-0,4	-0,5
Leucemias(204-208)	5,2	4,6	6,3	5,1	6,8	5,0	7,6	5,4	+2,4	+0,8
Todos	184,5	148,8	212,0	157,5	247,1	168,4	276,5	172,9	+92,0	24,1

Fuente: WHO Mortality Database(http:/www-dep.iarc.fr/dataava[7]
(Tb: tasa bruta; Ta: tasa ajustada)

Tabla VI: Tasas brutas y tasas ajustadas. España. Mujeres. Período 1994-1980

	1980		1985		1990		1994		Diferencia 1994-1980	
	Tb	Ta	Tb	Ta	Tb	Ta	Tb	Ta	Tb	Ta
Labio,cav.oral y faringe(140-149)	0,9	0,6	1,1	0,7	1,5	0,8	1,7	0,9	+0,8	+0,3
Esófago(150)	1,5	0,8	1,3	0,7	1,3	0,6	1,1	0,5	-0,4	-0,3
Estómago(151)	16,2	9,2	15,1	7,6	14,0	6,6	13,2	5,7	+3,0	+3,5
Colon(153)	7,0	4,0	10,1	5,3	13,7	6,6	17,5	7,6	+10,5	+3,6
Recto(154)	4,3	2,6	4,2	2,3	4,3	2,1	4,3	2,5	0	-0,1
Hígado(155)	10,3	6,0	1,2	1,3	2,5	0,7	3,6	1,3	-6,7	-4,7
Páncreas(157)	4,1	2 4	5,3	2,0	6,7	3,1	8,2	3,7	+4,1	+1,3
Laringe(161)	0,4	0,3	0,3	0,2	0,3	0,1	0,3	0,1	-0,1	-0,2
Pulmón(162)	6,1	3,9	6,5	3,6	6,7	3,5	7,5	3,8	+1,9	-0,1
Melanoma(172)	0,5	0,4	0,7	0,4	1,0	0,6	1,4	0,9	+0,9	+0,5
Mama(174)	19,0	13,7	21,9	15,0	27,2	17,2	29,6	17,4	+10,6	+3,7
Cervix(180)	1,6	1,2	2,1	1,4	2,6	1,8	2,7	1,7	+1,1	+0,5
Cuerpo de útero(182)	8,3	5,5	7,5	4,5	6,5	3,5	6,4	3,2	-1,9	-2,3
Ovario(183)	3,3	2,5	4,3	2,9	5,7	3,6	6,8	4,1	+3,3	+1,6
Vejiga urinaria(188)	2,1	1,1	2,4	1,2	3,1	1,3	3,3	1,2	+1,2	+0,1
Riñón(189)	1,3	0,9	1,5	0,9	2,0	0,9	2,2	1,0	+0,9	+0,1
Cerebro(191-192)	4,1	3,3	2,5	1,8	3,1	2,2	4,0	2,7	-0,1	-0,6
Tiroides(193)	0,6	0,4	0,6	0,4	0,7	0,4	0,8	0,4	+0,2	0
Enf.de Hodgkin(201)	0,6	0,5	0,6	0,5	0,6	0,4	0,5	0,3	-0,1	-0,2
Leucemias(204-208)	4,3	3,3	5,4	3,7	5,6	3,6	5,8	3,4	+1,5	+0,1
Todos	126,9	81,6	133,9	78,3	149,1	80	161,4	80,3	+31,5	−1,3

Fuente: WHO Mortality Database(http:/www-dep.iarc.fr/dataava(7)
(Tb: tasa bruta; Ta: tasa ajustada)

Este aumento, no obstante, guarda relación con la disminución en la mortalidad por otras causas y también guarda relación con la mayor exhaustividad en la recogida de los datos. El aumento en la calidad de los certificados de defunción se ha acompañado de una reducción progresiva del número de cánceres con diagnóstico no especificado.

En los hombres (tabla V) el cáncer de pulmón es el que presenta un incremento más notable, seguido del de colon y próstata. En las mujeres (tabla VI) el mayor aumento lo presenta el cáncer de mama, seguido del de colon. El cáncer de estómago presenta una disminución en ambos sexos. Considerados en su conjunto, los cánceres atribuibles al tabaco (pulmón, cavidad oral y faringe, laringe, esófago, riñón, páncreas y vejiga urinaria) son, tanto en mujeres como en hombres, los que más han aumentado.

En comparación con otros países de la Unión Europea, las tasas ajustadas de mortalidad por cáncer tanto en hombres (tabla VII) como en mujeres están por debajo de la media europea, 178,3 por 100.000 y 166,9 en hombres y 101,5 y 79,5 en mujeres, respectivamente

Tabla VII : Mortalidad por cáncer en España y en la Unión Europea. Hombres. Año 1990.

	España			Unión Europea		
	Defunciones	Mortalidad Ajustada	% de distribución	Defunciones	Mortalidad ajustada	% de distribución
Bronquitis y Pulmón(162)	12.662	46,2	26,9	138.661	51,2	27,5
Colon y Recto(153-154)	4.204	14,3	8,9	51.038	17,5	10,2
Estómago(151)	4.102	14,2	8,7	38.231	13,2	7,6
Próstata(185)	3.414	12,9	7,2	50.122	15,0	10,0
Vejiga urinaria(188)	2.492	8,1	5,3	21.850	7,1	4,3
Hígado(155)	2.409	8,5	5,1	18.593	6,8	3,7
Laringe(161)	1.919	7,3	4,0	11.184	4,3	2,2
Páncreas(157)	1.622	5,8	3,4	20.338	7,4	4,0
Labio, cav oral y faringe(140-9)	1.612	6,4	3,4	15.467	6,3	3,1
Esófago(150)	1.494	5,7	3,1	16.177	6,2	3,2
Leucemia(204-208)	1.291	5,0	2,7	14.780	5,6	2,9
Linfoma no Hodgk.(200-202)	896	3,5	1,9	10.622	4,0	2,1
Cerebro y SN(191-192)	865	3,6	2,0	10.140	4,4	2,0
Riñon(189)	751	2,7	1,6	12.204	4,5	2,4
Mieloma M.(203)	513	1,8	1,1	5.979	2,1	1,2
Melanoma(172)	265	1,0	0,5	3.802	1,5	0,7
Linf.de Hodgk(201)	198	0,8	0,4	1.836	0,8	0.3
Tiroides(193)	93	0,3	0,2	1.078	0,4	0,2
Testículo(189)	41	0,2	0,1	979	0,4	0,2
Todos excepto Piel no-melanoma	46946	166,9	100	497.464	178,3	100,0

Tasas ajustada por población mundial por 100.000.(Fuente: WHO Mortality Database)

La mortalidad por cáncer de colon y recto en España ajustada, comparada con el resto de Europa es de 14,3 y de 17,5 respectivamente.

En la tabla VIII, se observa la diferencia de género en cuanto a la mortalidad por cáncer de colon y recto, siendo de 9,2 % en España para varones y de 12,1% en la Unión Europea.

Tabla VIII : Mortalidad por cáncer en España y en la Unión Europea. Hombres. Año 1990.

	España			Unión Europea		
	Defunciones	Mortalidad Ajustada	% de distribución	Defunciones	Mortalidad ajustada	% de distribucion
Mama(174)	5.398	17,2	18,4	73.557	21,8	18,4
Colon y Recto(153-154)	3.786	9,2	12,9	55.057	12,1	13,8
Estómago(151)	2.786	6,6	9,5	29.205	6,3	7,3
Hígado(155)	1.706	4,2	5,8	10.834	2,6	2,7
Páncreas(157)	1.326	3,1	4,5	20.395	4,6	5,3
Bronquitis y Pulmón(162)	1.320	3,5	4,5	34.381	9,3	8,6
Ovario(183)	1.148	3,7	3,9	22.166	6,4	5,5
Leucemia(204-208)	1.106	3,6	3,7	12.954	3,6	3,2
Cervix(180)	975	3,1	3,3	12.817	3,9	3,2
Cuerpo de útero(182)	825	2,1	2,8	8.810	2,1	2,2
Linfoma no Hodgk.(200-202)	678	2,0	2,3	9.586	2,5	2,4
Cerebro y SN(191-192)	635	2,2	2,1	8.102	2,9	2,0
Vejiga urinaria(188)	611	1,3	2,0	8,118	1,6	2,0
Mieloma M.(203)	468	1,2	1,6	6.512	1,5	1,6
Riñon(189)	398	1,0	1,3	7.967	2,0	0,2
Labio,cav.oral y faringe(140-9)	288	0,8	0,9	3.815	1,0	0,9
Esófago(150)	267	0,6	0,9	5.638	1,3	1,4
Melanoma(172)	230	0,6	0,7	3.683	1,1	0,9
Tiroides(193)	164	0,4	0,5	2.307	0,6	0,5
Linfoma de Hodgkin(201)	117	0,4	0,3	1.343	0,4	0,3
Laringe(161)	57	0,1	0,1	892	0,2	0,2
Todos excepto Piel no-melanoma	29.320	79,5	100	100	101,5	100,0

Tasas ajustadas por población mundial por 100.000(fuente : WHO Mortality Database)

En los hombres cabe destacar una mayor mortalidad, en España, de los cánceres de estómago, vejiga urinaria, hígado y laringe, y en las mujeres de estómago e hígado.

Prevalencia

Otro dato sobre el impacto del cáncer es la prevalencia de la enfermedad. La estimación de la prevalencia a los 5 años del cáncer en España (tabla IX); es decir, el número de personas con cáncer en el período de tiempo determinado, es de 143.717 hombres y 131.712 mujeres.

Tabla IX: Prevalencia de cáncer a los 5 años en España y en la Unión Europea. Año 1990

	España				**Unión Europea**			
	Número de personas afectadas			Tasas	Número de personas afectadas			Tasa
	Hombres	Mujeres	Ambos	ajustadas	Hombres	Mujeres	Ambas	ajustadas
Labio,cav.oral y faringe(140-149)	10.707	1.626	12.333	39,4	94.267	22.827	117.094	39,1
Esófago(150)	1.149	81	1.230	3,9	11.143	3.158	14.301	4,8
Estómago(151)	5.255	3.401	8.656	27,7	47.413	34.039	81.452	27,2
Colon recto(153-154)	17.030	15.231	32.261	103,1	198.406	198.751	397.157	132,8
Hígado(155)	1.000	484	1.484	4,7	7.661	33.557	11.218	3,8
Páncreas(157)	489	411	900	2,9	6.451	6.853	13.304	4,4
Laringe(161)	11.570	211	11.781	37,7	68.911	4.722	73.633	24,6
Bronquitis y pulmón(162)	11.687	1.101	12.788	40,9	119.723	28.317	148.040	49,5
Melanoma(172)	2.535	4.805	7.340	23,5	43.423	72.681	116.104	38,8
Próstata(185)	19.900	46.669	19.900	131,3	319.714	-	319.714	222,2
Testículo(186)	2.260	6.965	2.266	14,9	42.578	-	42.578	29,6
Mama(174)	-	11.978	46.669	289,5	-	638.606	638.606	411,4
Cervix(180)	-	3.931	6.965	43,2	-	83.953	83.953	54,1
Cuerpo de útero	-	4.045	11.978	74,3	-	114.615	114.615	73,8
Ovario(183)	-	1.459	3.931	24,4	-	55.755	55.755	35,9
Vejiga urinaria(188)	26.253	912	30.298	96,9	201.117	50.346	251.463	84,1
Riñón(189)	2.995	2.627	4.454	14,2	48.654	31.115	79.769	26,7
Cerebro y SN(191-192)	1.104	5.554	2.016	6,4	12.537	11.811	24.348	8,1
Tiroides(193)	682	947	3.309	10,6	12.757	28.556	41.313	13,8
Linfoma no hodgkiano (200-202)	7.307	1.131	12.861	41,1	70.186	60.429	130.615	43,7
Linfoma de Hodgkin(201)	1.839	2.347	2.786	8,9	18.690	12.153	30.846	10,3
Mieloma múltiple(203)	1.058	131.712	2.189	7,0	13.706	15.289	28.995	9,7
Leucemia(204-208)	3.089		5.436	17,4	32.800	26.153	58.953	19,7
Todos excepto Piel no melanoma	143.717		275.425	880,5	154.143	167.360	3.218.503	1075,9

Prevalencia a los 5 años: Número de personas con cáncer en el período de tiempo determinado.
Tasas ajustadas por población mundial por 100.000
(Fuente : WHO Mortality Database.)

Estas cifras de prevalencia guardan relación con la incidencia y la letalidad de las diferentes localizaciones tumorales. La prevalencia del cáncer en España es menor que la media observada en los países de la Unión Europea.

PREVENCIÓN

Oportunidades de prevención del cáncer

Se entiende por prevención, tal y como lo definió la *Canadian Task Force* (CTF) en 1979, cualquier medida que permita reducir la probabilidad de aparición de una afección o enfermedad, o bien aminorar o interrumpir su progresión. En este sentido, el análisis de la epidemiología del cáncer en nuestro ámbito es fundamental para establecer las prioridades de prevención.[8y9]

Desde 1958, en que Leavel y Clark publicaron su libro *Preventive Medicine for the Doctor in his Comunity*, se han distinguido tres períodos en la historia natural de las enfermedades crónicas: período prepatogénico, o de susceptibilidad, en el que interactúan los factores de predisposición genética con los ambientales o conductuales; un período patogénico en el que cabe distinguir los estadios presintomático y el de enfermedad clínica establecida; y por último, un período de resultados en el que ya aparece la incapacidad, la muerte o la recuperación.

Diferentes argumentos, que a continuación se desarrollarán, permiten afirmar que las estrategias de prevención consigen reducir la morbimortalidad por cáncer. En este apartado se propone una estrategia que, de acuerdo con los criterios de la Organización Mundial de la Salud (OMS), hacen referencia a la prevención primaria y a la secundaria (Gráfico 1).

Gráfico 1: Niveles de Prevención.

	Comienzo de la enfermedad I	Diagnóstico temprano fictile ↓	Inicio de los síntomas I
Período prepatogénico	período presintomático		Estadio Clínico
Prevención Primaria		Prevención Secundaria	
	I Promoción de la salud	Cribados	I

Prevención primaria

El objetivo de la prevención primaria es la reducción de la incidencia de una enfermedad mediante cambios de aquellos factores de riesgo asociados a su desarrollo. De hecho, son ya diversos los estudios epidemiológicos que han demostrado que los cambios en la frecuencia del cáncer están asociados a factores de riesgo susceptibles de ser modificados mediante estrategias de prevención primaria.[10-12]

En un estudio clásico,[13] Doll y Peto establecieron el porcentaje de muertes por cáncer que podían ser atribuidos a cada factor de riesgo en Estados Unidos de América e Inglaterra. En este estudio la dieta fue el factor de riesgo con un porcentaje de riesgo atribuible más elevado, del 35 % (10 %-70 %), seguido del tabaco con el 30 % (25%-40 %) y de las infecciones con el 10 %. Los mismos autores, posteriormente elaboraron una nueva aproximación teniendo en cuenta la mortalidad que es posible evitar a la luz de los acontecimientos actuales.

Así los factores de riesgo con mayor impacto reconocido son el tabaco, el alcohol y la obesidad.

El consenso actual acerca de los factores de riesgo que pueden ser prevenidos ha quedado recogido en el Código Europeo contra el Cáncer (gráfico 2)

1. -No fume. Fumador: deje de fumar lo antes posible, y no fume delante de otros.
2. -Sea moderado en el consumo de bebidas alcohólicas.
3. -Evite la exposición al sol.
4. -Respete las instrucciones profesionales de seguridad durante la producción, manipulación o utilización de toda sustancia cancerígena.
5. -Coma frecuentemente frutas y verduras frescas y cereales de alto contenido en fibra.
6. -Evite el exceso de peso
7. -Consulte al médico en caso de evolución anormal: cambio de aspecto de un lunar, un bulto o una cicatriz anormal.
8. -Consulte a su médico en caso de trastornos persistentes como tos, ronquera, cambio en sus hábitos intestinales o pérdida injustificada de peso.
9. -Hágase regularmente un frotamiento vaginal.
10. - Vigile sus senos regularmente, y, si es posible, hágase una mamografía a intervalos regulares a partir de los 50 años.

Gráfico 2:Código Europeo contra el cáncer.

Este código [(14)] está dirigido a sensibilizar a los ciudadanos europeos de la necesidad de adoptar estilos de vida saludables. Además se considera que el abordaje de estos factores de riesgo también tiene su impacto en la prevención de otras enfermedades crónicas.

No obstante, bajo el epígrafe de prevención primaria también se deben incluir otras medidas:

- Protección de la salud, en especial las medidas de orden legislativo destinadas a disminuir la probabilidad de exposición a los principales carcinógenos industriales, ambientales, aditivos alimentarios y tabaco.

- Inmunizaciones: Hasta la fecha se dispone de la vacuna contra el virus de la Hepatitis B y se espera que en un tiempo relativamente breve estén disponibles vacunas contra otros virus oncogénicos: papiloma virus y virus de Epstein Barr.

- Quimioprevención: La epidemiología del cáncer y los estudios de biología tumoral han establecido que ciertas sustancias pueden inhibir la carcinogénesis, modificar la acción de los oncogenes o interferir en la proliferación celular. Se habla entonces de Quimioprevención. Diversos estudios se están desarrollando para determinar la eficacia y seguridad de algunas sustancias en la prevención de ciertos tipos de cánceres. Los beta carotenos, la vitamina A y los retinoides son prometedores en este campo. El papel del Tamoxifeno en la prevención del cáncer de mama es un tema todavía controvertido.

- Educación Sanitaria. Es el proceso que pretende capacitar a los individuos, o colectivos de personas, para tomar decisiones informadas. Están bien documentadas en los manuales específicos las dificultades para transformar el conocimiento, que sí podemos transmitir, en cambios de conducta. Por ello, todas las medidas a tomar deberán contar con el necesario asesoramiento de expertos en la materia. Se considerarán prioritarias las acciones de educación sanitaria llevadas a cabo en la infancia y la adolescencia.

Prevención secundaria

La prevención secundaria se realiza mediante los cribados, que son el conjunto de actividades dirigidas a detectar la enfermedad antes de que ésta se manifieste clínicamente, con la finalidad de poder ofrecer un tratamiento temprano que permita mejorar su pronóstico.

Mediante una prueba de cribado se examina a personas aparentemente sanas y asintomáticas con la intención de identificar a aquellas con mayor probabilidad de tener la enfermedad. Los resultados positivos en las pruebas de cribado han de ser respaldados con otras pruebas que confirmen si verdaderamente se tiene la enfermedad.[15, 16]

El concepto de cribado, conjunto de actividades sistemáticas dirigidas a una población asintomático definida, ha de diferenciarse del concepto de *case-finding*, búsqueda activa de casos o detección oportunista, en la que el médico, u otro profesional sanitario, investiga la presencia de factores de riesgo o síntomas tempranos de enfermedad en todos o en determinados pacientes que acuden a la consulta por cualquier motivo.[17, 18]

Los cribados se fundamentan, teóricamente, en la hipótesis de que es más ventajoso actuar en los estadios preclínicos de la enfermedad que cuando ésta se observa clínicamente establecida. Este razonable apriorismo, plasmado en la expresión popular "más vale prevenir que curar", sólo se cumple en determinados casos y con una serie de criterios. Estos criterios fueron enunciados en 1968 por Wilson y Junguer[19] y son repetidos desde entonces: que la enfermedad objeto de cribado sea un importante problema de salud, que esta enfermedad tenga una historia natural suficientemente conocida y una fase preclínica detectable por una prueba de cribado, que los criterios diagnósticos estén bien establecidos y que exista un tratamiento efectivo que, de aplicarse en un período inicial, en comparación con su aplicación cuando aparecen los síntomas, proporcione mejores resultados. Además, la prueba de cribado ha de ser válida y aceptada por la población y ha de estar soportada por un circuito establecido que permita la confirmación diagnóstica de las pruebas positivas y el tratamiento de las personas a las que se les ha confirmado la enfermedad.

La validez de las pruebas tiene dos componentes. Por un lado, la sensibilidad, que expresa la capacidad del test para identificar correctamente a los que padecen la enfermedad y, por otro lado, la especificidad, o capacidad de la prueba para identificar correctamente a los que no padecen la enfermedad. Una prueba de cribado con baja sensibilidad ocasiona muchos falsos negativos, y su aplicación en cribado tiene una baja utilidad al no detectar a un elevado porcentaje de personas con la enfermedad o alteración buscada.

Para demostrar que el cribado de una enfermedad es eficaz es necesario disponer de ensayos aleatorios controlados, que demuestren el posible beneficio en términos de reducción de la mortalidad. El diseño de los ensayos clínicos es el que proporciona una mayor calidad de la evidencia sobre el efecto de una intervención.[(16)]

Los resultados provenientes de otro tipo de estudios pueden verse afectados por los sesgos de "tiempo de adelanto diagnóstico" (*Lead time bias*) y el de "duración de la enfermedad"[(20)] (*Length time bias*). El primer sesgo hace parecer que el cribado aumenta la supervivencia cuando en realidad sólo adelanta el momento del diagnóstico sin modificar la letalidad. El segundo sesgo está motivado por la mayor representación en el cribado de los tumores de crecimiento más lento y de mejor pronóstico, sobrevalorando así las ventajas del cribado.[(21)]

Por otro lado, cualquier actividad de cribado ha de ser evaluada no sólo en términos de eficacia, efectos de la intervención en condiciones ideales, sino también en términos de efectividad, efectos obtenidos en las condiciones reales de práctica cotidiana, y de eficiencia, producción del efecto al menos coste posible.

Toda actividad de cribado planteada, una vez iniciada, ha de tener garantizada su continuidad y ha de estar bien coordinada con el conjunto del sistema sanitario.

Existen evidencias de la eficacia del cribado de cáncer de mama mediante mamografía [20-23] y del cáncer de colon mediante prueba de sangre oculta en heces. No obstante, en el caso del cribado del cáncer de colon no se dispone aún de evidencias de su efectividad. Para otros cánceres como los de la próstata, piel, testículo y cavidad oral, no se ha demostrado la eficacia del cribado. La eficacia de las pruebas de cribado propuestas en otras localizaciones tumorales, como pulmón, estómago, ovario y vejiga urinaria, no ha sido demostrada.

La efectividad del cribado de cáncer de cérvix se considera demostrada, aunque no se haya realizado ningún ensayo clínico. Los resultados de los estudios de cohortes desarrollados en los países nórdicos prueban su efectividad. Así, entre las actividades recogidas en el Código Europeo contra el Cáncer (gráfico 2), además de la mamografía periódica también se recomienda la realización periódica de la prueba de Papanicolau.

FACTORES DE RIESGO PARA CÁNCER Y ESTRATEGIAS DE PREVENCIÓN PRIMARIA

Tabaco

El tabaquismo es una epidemia mundial de enorme impacto sanitario. Diversos estudios observacionales y experimentales han demostrado que el tabaco es un factor causal en el cáncer de pulmón, cavidad oral, faringe, laringe, esófago, páncreas, vejiga urinaria y pelvis renal. El tabaco también se ha asociado a otros cánceres, aunque de forma menos consistente. El consumo de tabaco está relacionado con otras enfermedades crónicas de alta prevalencia como la enfermedad cardiovascular y la enfermedad pulmonar obstructiva crónica.[24-26]

El riesgo de desarrollar un cáncer es 10 veces más elevado en los fumadores que en los no fumadores. Este riesgo presenta una relación dosis-respuesta con la intensidad y duración del consumo, es mayor cuanto menor es la edad de inicio en el consumo y varía según la modalidad y tipo de tabaco consumido. No existe un nivel de consumo que no presente riesgo. Las evidencias disponibles en la actualidad muestran que las personas no fumadoras expuestas al humo del tabaco ambiental presentan un aumento de riesgo de cáncer de pulmón.

El consumo de tabaco negro se ha asociado a un mayor riesgo de cáncer de pulmón, laringe, esófago, vejiga urinaria y cavidad oral, respecto al consumo de tabaco rubio. Los fumadores de pipa presentan un riesgo interno para cáncer de pulmón, pero un alto riesgo para los cánceres de la cavidad oral, laringe y esófago. El tabaco tiene un efecto sinérgico con el consumo de alcohol en el desarrollo del cáncer de la cavidad oral y esófago y con factores ambientales como el asbesto.

Según datos de la Encuesta Nacional de Salud de 1997 el porcentaje de personas fumadoras en España es del 35,7 %, valor inferior al observado en 1987 que fue del 38,1 %. Al analizar la prevalencia por género se observa que actualmente las mujeres fumadoras representan un 27,2 %, porcentaje más elevado que el de hace 10 años, que era del 22,9 %. Por el contrario, en la población masculina se está produciendo un descenso importante y continuado, siendo la prevalencia actual del 44,8 % y la de hace 10 años del 54,7 %. Según datos de la Encuesta Domiciliaria sobre el Consumo de Drogas un 68,5 % de los españoles entre 16 y 65 años ha probado alguna vez el tabaco, un 45,0 % lo ha consumido en el último año, un 40,7 % lo ha consumido en el último mes y un 32,9 % lo consume diariamente.

Según datos de esta Encuesta, las actuales generaciones de jóvenes se inician pronto en el hábito de fumar. Así, un 26,2 % de los menores de 19 años han probado el tabaco antes de los 14 años, siendo el porcentaje de mujeres (31,0 %) superior al de varones (23,1 %).

La prevalencia del tabaquismo en la población española es superior a la media europea para hombres, la segunda posición después de Grecia. La prevalencia en mujeres está discretamente por debajo de la media europea. No obstante, la tendencia del tabaquismo en hombres empieza a disminuir, sobre todo en aquellos de nivel educativo alto, mientras que en las mujeres se observa una tendencia creciente.

En la última Encuesta Nacional de Salud del 2001, los resultados fueron igualmente preocupantes. El 34,4 % de la población afirma que fuma (de ellos un 2,8% es fumador ocasional); el 16,8 % se declara ex -fumador y el 48,7% dice que nunca ha fumado.

Por géneros, el 42,1% de los hombres fuma, el 24,8% es ex -fumador y el 33% nunca ha fumado. Para las mujeres el 27,2% son fumadoras, el 9,4% ex -fumadoras y el 63,3% nunca fumó.

En el conjunto de los países desarrollados, más de un 30 % de las muertes en el grupo de 35 a 69 años y el 15 % de las muertes en los grupos de edades superiores son atribuibles al tabaco. Se estima que entre los fumadores que inician el consumo del mismo en la adolescencia, el 50 % morirán de alguna enfermedad relacionada con el consumo de tabaco, y muchas de esas muertes serán prematuras.

En España, todavía no se ha alcanzado el pico máximo de la epidemia, pero, como se ha referido, se observan tendencias crecientes del consumo en grupos determinados de población. De mantenerse el patrón de consumo creciente entre las mujeres, las consecuencias para éstas podrán ser incluso superiores a las observadas en los hombres, sobre todo si se confirma que, a igualdad de consumo de tabaco, las mujeres presentan mayor riesgo de cáncer de pulmón.[27-29]

El tabaco es la principal causa aislada de muerte previsible. Dejar de fumar reduce el riesgo de muerte, con independencia de la edad en el momento del abandono del hábito del tabaco. Esta reducción es progresiva desde el momento en que se abandona el tabaco.

El no fumar es una recomendación específica del Código Europeo contra el Cáncer (gráfica 2). El consejo médico para dejar de fumar ha demostrado ser una de las intervenciones preventivas más eficaces. No obstante, el reducido tiempo en las consultas de Atención Primaria, la escasa formación en habilidades específicas para realizar la intervención y la todavía alta prevalencia del tabaquismo entre los profesionales sanitarios, dificultan la difusión y el desarrollo de esta intervención.

En cuanto a evitar el inicio del consumo las estrategias han de dirigirse a los jóvenes y adolescentes y, por lo tanto, en el ámbito escolar. La legislación que limita la accesibilidad de los adolescentes y jóvenes al tabaco, el incremento de los precios y la prohibición de todo tipo de promoción publicitaria constituyen un valioso instrumento si se vigila su correcto cumplimiento.

Alcohol

Diversos estudios observacionales han demostrado que el consumo de bebidas alcohólicas está relacionado con los cánceres de la cavidad oral, laringe, esófago e hígado. Algunos trabajos recientes también confirman su asociación con el cáncer de mama y, de forma menos consistente, con el cáncer de colon. Además, el consumo de bebidas alcohólicas también está relacionado con otras enfermedades crónicas graves como las hepatopatías y las cirrosis y con otras consecuencias como los accidentes laborales y de tráfico. [(30)]

El consumo de alcohol tiene un efecto sinérgico con el tabaco, como ha sido demostrado en todos los cánceres con los que se relaciona, excepto en el hígado. El riesgo de cáncer se ve incrementado con la cantidad de alcohol consumida.

Las evidencias epidemiológicas sitúan un límite de consumo de alcohol que entraña para la salud en cifras equivalentes a 30-40 g/día para los varones y en 20-30 g/día para las mujeres.

El alcohol es una de las sustancias de mayor consumo entre la población. Según datos de la Encuesta Domiciliaria sobre el Consumo de Drogas, un 89,9 % de los españoles entre 15y 65 años han consumido alguna vez alcohol, un 77,7 % ha consumido en el último año, un 60 % lo ha consumido en el último mes y un 12,9 % lo consume diariamente.

Según datos de esta Encuesta las actuales generaciones de jóvenes se inician antes en el hábito alcohólico. La edad media en la que se prueban por primera vez las bebidas alcohólicas es a los 16,8 años, siendo a una edad más temprana en hombres (15,9) que en mujeres (17,9). El porcentaje de bebedores diarios aumenta a medida que aumenta la edad del entrevistado. Según esta Encuesta, el 27,8 % son consumidores de fin de semana.

En la última Encuesta Nacional de Salud (2001), el 31,5 % de la población se declara abstemio. Un 20 % de los hombres y un 43 % de las mujeres. Del grupo que se declara bebedor excesivo, con cifras del 2 %, el 4% son hombres y el 0,2 % son mujeres.Y por edades, los bebedores excesivos se concentran en los varones entre 25 y 64 años, la cifra no tiene variaciones por edad en las mujeres.

El alcohol es un factor de riesgo prevenible. Las estrategias de prevención han de dirigirse a la población en general, con el objetivo de reducir la prevalencia e intensidad de consumo, pero sobre todo a los bebedores importantes y excesivos. La moderación en el consumo de alcohol queda recogida en el Código Europeo Contra el Cáncer (gráfico 2). La identificación de bebedores importantes y el consejo médico han demostrado ser efectivos para conseguir el abandono del consumo y en este terreno los profesionales de Atención Primaria también tienen un papel relevante.

Por otro lado es necesario tener en cuenta estrategias más globales. con son una legislación que regule el acceso de jóvenes y adolescentes al alcohol, el incremento de los precios y la limitación de la promoción publicitaria de los productos con alcohol. Estas estrategias han de mantenerse a lo largo del tiempo.[31]

Dieta

En los países desarrollados la dieta es un factor de riesgo relevante para el cáncer y también para otras enfermedades crónicas como son, entre otras, la diabetes, las enfermedades cardiovasculares y la obesidad. Como se ha comentado en el apartado de prevención primaria, se estima, aunque de manera incierta, que a la dieta se puede atribuir el 35 % de las muertes por cáncer. No obstante, el estudio de los factores específicos de la dieta asociados a la incidencia y mortalidad por cáncer es extremadamente complejo. Por otro lado, estos hábitos dietéticos están interrelacionados con factores genéticos y ambientales que todavía no han sido suficientemente investigados.[32]

Los estudios epidemiológicos sobre dieta y cáncer se han enfrentado a importantes limitaciones y dificultades para el control de sesgos en la medición de la ingesta de nutrientes y componentes nocivos en la dieta. [33]No obstante, la evidencia científica muestra una relación consistente entre dieta y cáncer. Un ejemplo de ello son las inferiores tasas de incidencia para la mayoría de los cánceres observadas en los países del sur europeo, donde posiblemente la dieta mediterránea confirma un efecto protector del cáncer, en comparación a los países del norte.

El consumo de grasas [34] constituye uno de los factores más controvertidos y estudiados. Su consumo se ha asociado con el cáncer de colon[33,34], próstata y mama. Por el contrario, algunos alimentos, como son las frutas,[34,35] verduras y la fibra, son factores protectores del cáncer. Este efecto protector se ha evidenciado para los cánceres de estómago, cavidad oral, esófago, pulmón y mama. La acción protectora de estos alimentos pueden derivarse de la acción de determinados constituyentes específicos que bloquean las actividades carcinogénicas de sustancias generadas en el organismo. También ha degenerado gran interés el efecto protector de determinadas vitaminas, agentes antioxidantes y algunos micronutrientes: el calcio, los beta carotenos, las vitaminas C y E, los retinoides y el selenio.[35-40] Algunas de estas sustancias se están evaluando en estudios experimentales de prevención del cáncer digestivo y de las recidivas de otros cánceres.

El exceso de ingesta calórica que conduce a la obesidad está directamente relacionado con un aumento del riesgo de cáncer de endometrio, ovario y mama en las mujeres posmenopáusicas y de próstata, páncreas y colorrectal en hombres.

Las intervenciones sobre la dieta se plantean dentro de un marco de prevención conjunta con otras enfermedades crónicas. Entre las recomendaciones del Código Europeo Contra el Cáncer se hace énfasis en el aumento del consuno de frutas y verduras, que contribuyen a aumentar el contenido de fibra en la dieta, y evitar el exceso de peso (gráfico 2). También se puede añadir como recomendación general el consumo de aceite de oliva, de leche y derivados lácteos con bajo contenido en grasa, la ingesta de legumbres y cereales integrales y el evitar el consumo excesivo de fritos, ahumados, salazones, adobos y barbacoas. En general, se ha de conseguir una dieta equilibrada, variada y con una ingesta calórica apropiada.

El consejo médico sobre dieta ha demostrado ser efectivo en el ámbito de la Atención Primaria. No obstante, el poco tiempo de las consultas de Atención Primaria, la falta de habilidades específicas para realizar esta intervención, la dificultad de conseguir y mantener los cambios dietéticos en la vida de las personas adultas y la influencia de los cambios sociales en los hábitos sociales, limitan su efectividad.

En las Consultas de Atención Primaria se ha de interrogar sobre los desequilibrios en las dietas, sobre todo en aquellas personas con obesidad y sobrepeso que consulten por otros motivos.

Ejercicio físico y exceso de peso

El hecho de que el ejercicio físico esté relacionado con un menor riesgo de muerte en general, ha generado la hipótesis la posible relación entre la práctica de ejercicio físico y el cáncer. Parece ser que el ejercicio físico reduce el riesgo de cáncer de colon. La posible relación con otros cánceres, como el de recto, mama, próstata y ovario, no ha ofrecido resultados concluyentes. Por otro lado son numerosos los estudios que han relacionado la inactividad física con diversas enfermedades crónicas como la cardiopatía isquémica, la diabetes, la hipertensión arterial, la obesidad, la osteoporosis, en los que la prevención también desempeña un importante papel.[41]

Las intervenciones sobre el ejercicio físico se han de planear dentro de marco de prevención conjunta de enfermedades crónicas. Entre las recomendaciones del Código Europeo Contra el Cáncer también se incluye el ejercicio físico (gráfico 2). En las Consultas de Atención Primaria se ha de interrogar acerca de los hábitos de ejercicio físico en el tiempo libre y aconsejar, cuando proceda, sobre todo a aquellas personas de mayor riesgo.

En la Encuesta Nacional de Salud, casi un 50 % de la población se manifiesta sedentaria (el 41 % de los hombres y el 52 % de las mujeres). Por grupos de edad, el 38 % de los jóvenes y el 53 % de los mayores son sedentarios. El problema afecta en especial a las mujeres jóvenes, donde el 50 % reconoce que no practica actividad física, y a las mujeres de más de 65 años, con un 62 % de inactividad física.

Riesgo hereditario

Para determinados tipos de cáncer, como el de mama, ovario y colorrectal, se ha demostrado que la herencia juega un papel importante ya que la biología molecular está identificando alteraciones genéticas muy específicas y susceptibles de ser transmitidas por herencia.[41-43]

Se estima que entre un 5 –10 % de los cánceres de mama son hereditarios y que los genes hasta ahora identificados, el BCRA1 y el BCRA2, están presentes en un 0,3 % de la población. Las mujeres que son portadoras de genes mutados, en un 50% de los casos desarrollarán un cáncer de mama antes de los 50 años y en un 90 % de los casos antes de los 80. En los países occidentales se estima que una de cada 200 mujeres es susceptible de desarrollar un cáncer hereditario. Los síndromes familiares que cursan con cáncer de mama temprano, a veces asociados a cáncer de ovario, se explican por estas alteraciones genéticas.

En cuanto al cáncer colorrectal existen formas hereditarias con fuerte penetración y formas de agrupación familiar, además de las posibles formas esporádicas. Estos cánceres se han asociado a la acumulación de mutaciones en diversos genes que incluyen Apc, MCC, p53, Kras y MSH2. Estos genes están relacionados con el crecimiento celular (oncogenes y genes supresores) y con la reparación de DNA.

Nivel socioeconómico

El nivel socioeconómico es un factor importante que se ha relacionado con el cáncer. Entre los niveles sociales más desfavorecidos se ha observado una mayor frecuencia de cáncer de cervix, estómago, hígado, cavidad oral, colorrectal,[44] mama y melanoma. Por otro lado, la supervivencia y la mortalidad por cáncer también se ven influidas por la clase social.

El hecho de que exista más riesgo en trabajadores manuales, con mayores tasas de mortalidad y menor de supervivencia por cáncer que en los profesionales y directivos se explica en parte por la existencia de una mayor exposición a diversos factores de riesgo descritos anteriormente: actualmente son más fumadores las personas de menor clase social y fuman más tabaco negro, consumen más alcohol y están más expuestos a posibles sustancias cancerígenas laborales y ambientales.

Estudios en emigrantes

Los emigrantes adquieren, en estos tiempos, las tasas de incidencia o mortalidad de las poblaciones que los acogen.[45-49] Este hecho ha sido bien caracterizado en las personas de raza negra provenientes del África oriental que se trasladaron a América del Norte y en las poblaciones de origen japonés que se establecieron en la isla de Hawai. En estos casos y en otros similares, la frecuencia del cáncer en las comunidades de emigrantes es mayor a las de su origen. Estas evidencias también excluyen, obviamente, el efecto relevante de factores genéticos en la producción del conjunto de los cánceres.

EPIDEMIOLOGIA DEL CANCER

Epidemiología del cáncer en el mundo

El cáncer ha aumentado su importancia relativa como causa de muerte desde principios de siglo. En 1989 murieron por tumores malignos en España 750.705 personas, lo que supone el 23 % de las muertes producidas en ese año. El aumento de la importancia relativa del cáncer como causa de muerte, reducido en las ultimas décadas, se debe tanto al incremento en las tasas especificas de mortalidad observadas en algunos tipos de tumores y grupos de edad, como al importante aumento logrado en la esperanza de vida de varones y mujeres, a la mejoría de la capacidad de detección y diagnóstico de los distintos tipos de cáncer y a la disminución de la mortalidad por causas "no cáncer", hasta el punto que algunas de ellas han desaparecido como causas de muerte.[50]

Existen importantes diferencias por género en cuanto a la localización de los tumores; así en varones destacan la localización en pulmón, seguido de próstata, estómago, colon y vejiga. Sin embargo, si clasificamos las distintas localizaciones por Años Potenciales de Vida Perdidos (APVP) que provocan, se observan cambios, aun cuando se mantiene la localización "pulmón" como la que mayor número de APVP provoca, desapareciendo de estos primeros lugares la localización en próstata.

En mujeres destaca la localización en mama, seguida de colon, estómago, páncreas y ovarios, con las mayores tasas de mortalidad por 100.000 hab. La clasificación por APVP en mujeres mantiene también en primer lugar la localización mamaria como la que mayor número de APVP provoca, pero en segundo lugar se sitúa la leucemia, seguida de la ovárica, colon y encefálica.

La incidencia y mortalidad de los cánceres que afectan a los órganos principales son:

LOCALIZACIÓN	Nº DE CASOS	MUERTES
PULMON	170.000	149.000
CCR	152.000	57.000
MAMA	183.000	46.000
PRÓSTATA	106.000	30.000
AP.URINARIO	79.000	21.000
UTERO TB CERVIZ	45.000	10.000
LINFOMA	43.000	21.000
CAV.BUCAL	30.000	8.000
PÁNCREAS	28.000	25.000
LEUCEMIA	29.000	19.000
MIELOMA	32.000	7.000
ESTOMAGO	24.000	14.000
OVARIO	22.000	13.000
TODAS LAS LOCALIZACIONES	1.170.000	526.000

Tabla X :Incidencia y mortalidad de los cánceres que afectan a los órganos principales.(Lyon,WHO.1992)

Respecto al CCR, las cifras de incidencias son similares en ambos géneros. Así, en la tabla XI se observa como las tasas de incidencia ajustadas por edad en la Comunidad Europea son:

	Hombres		Mujeres	
Localizaciones	nº casos	Tasa incidencia	nº casos	Tasa incidencia
Pulmón		59,3	33.929	18,8
Próstata	141.455	28,2		
Estómago	76.092	19,1	33.799	9,5
CCR	46.719	32,2	89.172	25,5
Vejiga Urinaria	80.195	18,7		
Hígado	45.103	5,9	7.879	2,4
Orofaringe	13.650	12,8		
Laringe	28.883	8,8		
Leucemia	19.375	8,8	14.162	5,2
Mama			157.076	58,5
Ovario			27.765	10,5
Endometrio			26.695	9,7
Cervix			24.588	10,1
Total	646.705	274,4	644.769	209,3

Tabla XI : Casos en 1990 y tasas de incidencia ajustada por edad en los 12 países de la CE. (Lyon, WHO.1992)

El CCR ocupa el segundo lugar en incidencia y en mortalidad por cáncer en la mayoría de los países desarrollados, tanto en hombres como en mujeres. Además, cuando se consideran los dos géneros conjuntamente, esta neoplasia ocupa el primer lugar.[(51)] El CCR con 80.000 nuevos casos, fue la segunda causa de cáncer más frecuente en varones y también en mujeres con unos 89.000 nuevos casos. Entre los residentes en los países miembros de la Comunidad Europea se estima que se producen 1.250.000 casos nuevos por año de cáncer (excluyendo el cáncer de piel no melanoma) y más de 750.000 muertes por cáncer.

Las tasa de incidencia por cáncer para los varones fueron mayores en Francia, Italia, Bélgica y Alemania, y en las mujeres fueron más elevadas en Luxemburgo, Reino Unido, Dinamarca e Irlanda.[52-57]En países como Inglaterra y Gales se puede apreciar un descenso real en las tasas de mortalidad en los grupos de edad menores de 60 años, muy acusado en los cánceres infanto-juveniles. Sólo a partir de los 60 se aprecia un incremento en las tasas de mortalidad por cáncer. Este incremento debe ser correctamente valorado, si se tienen en cuenta los avances en la capacidad y seguridad diagnóstica alcanzada en los últimas décadas.

Epidemiología del cáncer en España

Existen importantes variaciones geográficas internacionales observadas tanto en la frecuencia de aparición como en su distribución por localizaciones. España se sitúa internacionalmente entre los países con una frecuencia media-baja de incidencia y mortalidad por cáncer.[58]

La epidemiología proporciona información útil para la prevención de las enfermedades. Esta información incluye qué hábitos de vida se han de modificar o incorporar, y sobre qué agentes del medio ambiente se ha de actuar. Esta información se obtiene a través de variados tipos de estudios, que es uno de nuestro objetivo.

El cáncer ha aumentado su importancia relativa como causa de muerte desde principios de siglo.[59] En la tabla XII se presentan las variaciones internacionales de incidencia para determinados tipos de cáncer, expresadas como razón entre las tasas de incidencia de cáncer máxima y mínima detectadas en el mundo. Se puede observar que algunos cánceres como el de esófago, el de hígado, el de piel (no melanoma) y el de pene son varias veces más frecuentes en algunas zonas del mundo que en otras. Más usualmente, la frecuencia varía entre 10 y 50 veces.[60] Este hecho sugiere que hay algunas diferencias, ya sea en la constitución genética de las personas de unos a otros lugares, ya sea en los factores ambientales a que están sometidas, que explicarían la diferente incidencia del cáncer.

Tipo de cáncer	*Sexo*	*Razón entre las tasas de incidencia máxima y mínima*
Piel (no melanoma)	V	> 200
Esófago	V	300
Pulmón	V	35
Estómago	V	25
Cérvix uterino	M	15
Próstata	V	40
Hígado	V	100
Mama	M	7
Colon	V	10
Cavidad bucal	V	25
Cuerpo de útero	M	30
Recto	V	20
Vejiga	V	6
Pene	V	300

(Fuente: Doll R. Cancer: A preventable disease? Lecture at the Royal Society of Medicine. Londres, 1986.)

Tabla XII : Razón entre las tasas de incidencia.

La distinción entre factores genéticos y factores ambientales es importante y sobre estos segundos trata uno de los objetivos de este trabajo.

Hay algunos cánceres cuya frecuencia o la mortalidad que conllevan han variado a lo largo del tiempo (figuras 3.1 y 3.2).

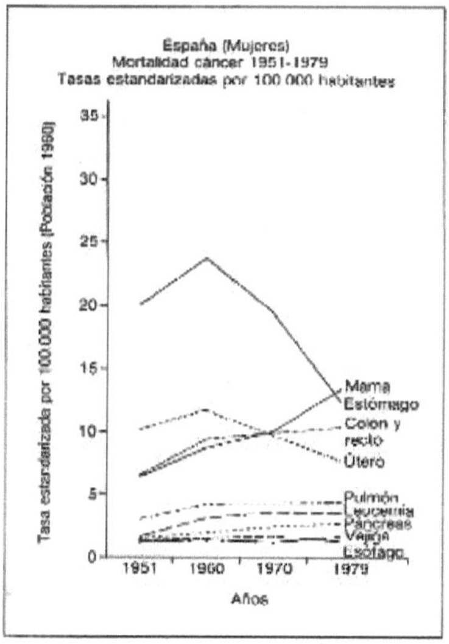

Figura 3.1. Evolución de la mortalidad por cáncer en mujeres en España. Período: 1951-1979. (Modificada de BES, 1.636. Ministerio de Sanidad y Consumo.)

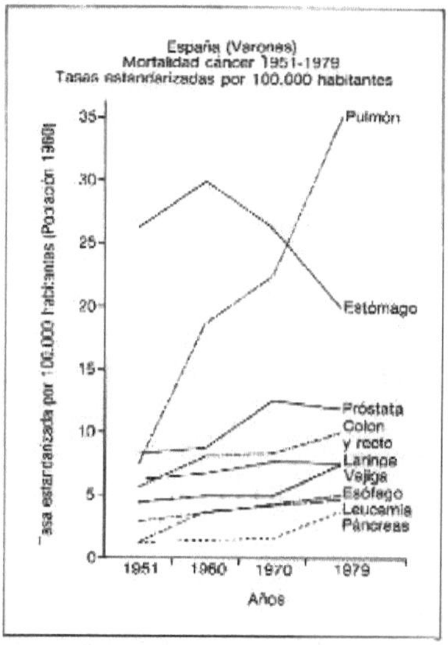

Figura 3.2. Evolución de la mortalidad por cáncer en varones en España. Período: 1951-1979. (Modificada de BES, 1.636. Ministerio de Sanidad y Consumo.)

La disponibilidad de datos de mortalidad por tumores malignos de cobertura nacional y desde principios de siglo, hace que sea uno de los indicadores más utilizados para la medición de la evolución del impacto de este conjunto de enfermedades en nuestra población, tanto en los estudios descriptivos como en los analíticos, realizados en nuestro país.[61] España se sitúa entre los países de la Unión Europea con baja incidencia y mortalidad por cáncer, pero los tumores malignos constituyen la segunda causa de muerte.

El cáncer constituyó la segunda causa de mortalidad en España. En 1985, 66.329 personas fallecieron en nuestro país por tumores malignos, lo que representa una tasa de mortalidad de 171,8 por cada 100.000 habitantes, y el 21,2 % de las muertes ocurridas en el mismo año. En nuestro país, y limitándonos a un período más reciente de nuestra historia, podemos apreciar una evolución similar a la anterior de las tasas de mortalidad entre los años 1960 y 1984 en la población adulta se debe al incremento de las tasas de mortalidad por cáncer en varones, debido fundamentalmente al incremento de la mortalidad por cáncer de pulmón. Por el contrario, las tasas de mortalidad por cáncer en mujeres presentan una gran estabilidad en el último cuarto de siglo, a pesar del incremento observado en el cáncer de mama.

Tabla XIII : Mortalidad por tumores malignos (CIE 9.º140-208).España 1985

	Todas las localizaciones			Tráquea, bronquios, pulmón			Mama	cervix
Años	Total	Varones	Mujeres	Total	Varones	Mujeres	Mujeres	Mujeres
1960*	125,1	134,9	123,2	11,6	18,5	5,2	10,7	0,6
1965-	136,8	147,3	126	13,4	21,7	5,1	12,0	0,9
1970**	138,2	149,6	126,6	15,5	25,0	5,8	13,7	1,1
1975**	143,2	162	124,1	19,0	32,1	5,8	15,8	1,0
1980***	143,6	167,8	119,2	21,6	37,4	5,7	17,9	1,5
1984***	149,9	177,2	120,9	24,7	43,5	5,2	19,6	1,8

*CIEOMS 6º Revisión(Códigos 140-205,162-163,170-171,respectivamente).
**CIE OMS 8º Revisión (Código140-209,162,174 y 180, respectivamente).
***CIE OMS 9º Revisión (Código140-208,162,174 y180, respectivamente).
Fuente :INE. Movimiento Natural de la Población Española 1960-1984.Ministerio de Sanidad y Consumo)

Estapé afirma que en España, la mitad de los hombres y un tercio de las mujeres padecerá cáncer. Más del 50 % de casos se cura, pero la incidencia y los diagnósticos aumentan de forma desbordante. En España hay 140.000 casos al año. Cada hora entre 10 y 11 personas mueren de cáncer, hasta los 90.000 anuales y uno de cada dos hombres y una de cada tres mujeres lo padecerá.(58) Una alimentación adecuada desde la infancia reduce hasta en un 65 % las enfermedades.

A pesar de que la incidencia global de cáncer en España es aproximadamente un 15 % menor a la incidencia media de la Unión Europea y el importante aumento logrado en la esperanza de vida para varones y mujeres, la mejora de la capacidad de detección y de diagnóstico de los distintos tipos de cáncer y disminución de la mortalidad por causas "no cáncer" presenta falsamente esta enfermedad como un problema en aumento, asociado al desarrollo de nuestra civilización.

En España, el CCR causa aproximadamente 20.000 fallecimientos al año, el 11 % de las defunciones por cáncer en hombres y el 15 % en mujeres. En el año 2002, las tasas brutas de mortalidad por cáncer de colon y recto fueron 24,50 (4.726 defunciones) y 8,93 (1.722 defunciones) por 100.000, respectivamente, en hombres, y 19,97 (4.029 defunciones) y 5,72 (1.155) por 100.000, respectivamente, en mujeres. Además, la mortalidad tiende a aumentar con un incremento anual de 2,2 % en hombres y 0,9 % en mujeres. Estos datos de mortalidad no reflejan la incidencia de la enfermedad ya que la supervivencia a los 5 años se sitúa dentro de la media de los países europeos (49,5 % para el cáncer de colon y 43 % para el cáncer de recto). De acuerdo con ello, la incidencia estimada de CCR se sitúa en torno a 19.000 nuevos casos por año (tabla XIV).

Tabla XIV. Incidencia estimada y mortalidad por CCR en los países de la Unión Europea en el año 2000.

	Hombres				Mujeres			
	Incidencia estimada		Mortalidad		Incidencia estimada		Mortalidad	
	Casos	Tasa ajustada	Casos	Tasa ajustada	Casos	Tasa ajustada	Casos	Tasa ajustada
Alemania	30.359	44,99	14.929	21,68	30,454	31,95	17.342	16,98
Austria	2.568	43,24	1.407	23,04	2.197	26,14	1.353	14,91
Bélgica	3.121	37,35	1.589	18,24	3.073	27,96	1.719	14,37
Dinamarca	1.674	38,79	1.056	23,81	1.647	30,51	1.067	18,49
España	10.502	32,00	5.951	17,29	8.664	20,99	5.001	11,09
Finlandia	969	25,15	491	12,47	1.091	21,19	549	9,45
Francia	18.313	39,81	8.915	18,33	16.202	26,78	8.221	12,15
Grecia	1.728	17,35	880	8,41	1.570	13,57	839	6,75
Holanda	4.836	41,64	2.254	19,00	4.463	30,36	2.210	14,00
Irlanda	1.049	44,22	546	22,59	807	28,70	459	15,45
Italia	17.841	35,27	8.739	16,44	15.474	23,96	8.034	11,28
Luxemburgo	122	37,29	64	19,53	129	30,94	70	14,79
Portugal	3072	40,59	1.467	18,52	2.423	24,30	1.211	11,26
Reino Unido	17.249	35,37	9.341	18,73	15.924	25,28	9.047	13.76
Suecia	2.731	33,00	1.234	14,35	2.464	24,64	1.219	11,47

Tasa ajustada por 100.00
Fuente : Globocan Ltd.URL:http://www-dep.iarc.fr/globocan/globocan.html

Para conocer la incidencia del cáncer en España se dispone de un conjunto de registros poblacionales del cáncer regionales o provinciales que llegan a cubrir el de la población española. Los objetivos de los registros poblacionales del cáncer son conocer la incidencia y prevalencia del cáncer en la población que cubre, describir su distribución e identificar factores y grupos de riesgo, facilitar la investigación epidemiológica, y evaluar la eficacia de intervenciones preventivas y asistenciales. De esta manera, los resultados de incidencia obtenidos por los Registros de Cáncer de base poblacional existentes en España y de los datos nacionales de mortalidad disponibles, se puede estimar que se producen más de 125.000 nuevos casos de cáncer al año.[62] La probabilidad de que un varón desarrolle algún tipo de tumor maligno antes de los 75 años es aproximadamente del 25%. Esta probabilidad es de alrededor del 17% en las mujeres.

La situación de riesgo medio-bajo de frecuencia del cáncer en España ha facilitado la elaboración de un mapa de incidencias y de mortalidad por región y provincias, obteniendo un patrón de distribución geográfica que nos demuestra el predominio periférico. Así, los varones, las provincias con exceso de mortalidad se sitúan en el Norte y en el Suroeste de la península, siendo las provincias del interior y las mediterráneas (excepto Cataluña) donde se presenta menor mortalidad.[63] En las mujeres, con una distribución semejante, el riesgo es mayor en el norte y en la zona septentrional de Castilla-León. Se pude decir, que esta distribución coincide básicamente con el nivel de industrialización alcanzado en las últimas décadas por estas zonas periféricas.

La mortalidad e incidencia por tumores malignos en España en 1985 se observa en la tabla siguiente (XV).

Tabla XV :Mortalidad e incidencia por tumores malignos (CIE 9° 140-205). España 1985

Comunidad Autónoma	Número de muertes*	Tasas mortalidad por 100.000 hab.	Número de casos Incidentes Estimados**	Tasa de Incidencia Estimada por 100.000 hab.
Andalucía	10.574	158.3	19.367	290
Aragón	2.553	210.6	4.681	386,2
Asturias	2.509	220.5	4.595	403,7
Baleares	1.278	190.3	2.337	347,9
Canarias	1.938	135,7	3.548	248,4
Cantabria	1.133	216	2.073	395,1
Castilla-La Mancha	5.236	201,5	9.601	369,4
Cataluña	3.035	182,2	5.573	334,5
Comunidad	11.327	187,6	20.787	344,3
Valenciana	6.438	171,1	11.807	313,8
Extremadura	2.111	195,3	3.869	358
Galicia	5.218	182,5	9.573	334,7
Madrid	6.078	124,9	11.160	229,4
Murcia	1.528	153,2	2.805	281,2
Navarra	993	191	1.820	350,1
País Vasco	3.651	168,2	6.682	307,9
La Rioja	499	190,9	918	351,2
Ceuta y Melilla	204	159,6	376	294,2
Total	66.303	171,8	121.572	314,9

Fuente : * Movimiento Natural de la Población Española 1985. **Aplicación de la relación incidencia/mortalidad obtenida por tumores malignos en el registro de Navarra (periodo 1980-1984) a la mortalidad de las comunidades autónomas en 1985.

La principal causa de muerte en España en 1998 fue el cáncer. En 1999 fallecieron en el país 371.102 personas y aumentó la tasa bruta de mortalidad en un 2,9 % respecto al año anterior, según el INE. El cáncer supuso el 25,5 % y dentro de éstos tumores el de colon y recto ocasionaron 8.498 muertes y el de estómago 6.170.[64]

En la tabla XVI se indican las principales causas de muerte en España en 1998. Número de defunciones, tasas brutas de mortalidad por 100.000 habitantes, mortalidad proporcional y porcentaje de cambio en la tasa de mortalidad ajustada por edad de 1995 a 1998 y de 1980 a 1998.

CAUSAS DE MUERTE (CIE 9 º REVISADO)	DEFUNCIONES	TASAS BRUTAS	MORTALIDAD PROPORCIONAL %	% CAMBIO TASA AJUSTADA DE MORTALIDAD 1995-1998 1980-1998
Todas las causas	360.511	916,7	100,0	-3,2* -20,2*
Cáncer (140-20)	89.655	227,7	24,9	-2,4* 7,7*
Enfermedades del corazón (390-398,410-429)	81.768	207,7	22,7	-1,8* -26,4*
Enfermedades cerebrovascular (430-438)	38.121	96,8	10,6	-12,0* -52,8*
Enfermedad pulmonar obstructiva crónica(490-496)	17.768	45,1	4,9	1,1 NS 30,8*
Accidentes no intencionales (E800-E949)	13.122	33,3	3,6	0,1NS -21,6*
Diabetes mellitus(250)	9.533	24,2	2,6	-3,4*** -16,1
Neumonía e influenza(480-487)	8.491	21,6	2,4	3,9** -52,6*
Cirrosis y otras enfermedades crónicas del hígado(571)	6.246	16,9	1,7	-14,3* 45,3*
Nefritis,síndrome nefrótico y Nefrosis(580-589)	5.566	14,1	1,5	-1,6NS -16,1*
Arterioesclerosis(440)	4.717	12,0	1,3	-26,5* 81,2*
Enfermedad de Alzehimer (331,0)	3.551	9,0	1,0	42,9* 211,6*
Suicidio(E950-E959)	3.261	8,3	0,9	0,1NS 53,8*
*p<0,001 ,**p<0,01 ,***p<0,05 ;NS :no significativo				

Tabla XVI : Principales causas de muerte en España.1998.(BE2012)

Respecto al género, se observa que en las mujeres, el cáncer de mama es el más significativo con 5.684 defunciones, lo que supone un 1,5 % menos que en 1998. Le sigue en importancia el cáncer de colon, que ocasionó 3.867 muertes. Asimismo, la mortalidad por tumores en varones destaca por el aumento continuado del cáncer de pulmón, tráquea y bronquios. En este sentido, el INE destaca que desde 1980 a 1999 el número de varones fallecidos por esta causa se ha duplicado. El cáncer de colon, en tercer lugar, es responsable de 4.631 fallecimientos. Otras cifras de tasa anual del cáncer lo corroboran como la segunda causa de mortalidad:

Enfermedad cardiovascular........37,9 %
Cáncer.......24,6 %, evolución desde 1950 a 1996 ha sido :

** 11.190 en mujeres a 55.416
** 11.277 en varones a 33.788

Epidemiología del cáncer en Castilla-La Mancha

El riesgo de cáncer varía de forma importante en diferentes localizaciones geográficas y en diferentes grupos étnicos de un mismo país. La simple observación de estos fenómenos ha permitido generar hipótesis etiológicas y ha inducido a estudiar la incidencia de distintos tipos de tumores en cada comunidad y país con el principal objetivo de orientar la prevención.

Desde 1984 se vienen recogiendo índices de mortalidad provinciales de distintos tipos de tumores, permitiendo establecer comparaciones con la mortalidad en los distintos países y regiones nacionales. La actualización de estos datos, permiten una mayor estabilidad de los indicadores y su análisis dinámico facilita hacer predicciones a corto plazo.

La distribución geográfica provincial de los diferentes tumores malignos y sus tendencias temporales adoptan unos patrones que muestran diferencias entre áreas, gradientes geográficos, y agrupaciones, posiblemente asociadas con la distribución de factores que intervienen en su etiología.[65-66]

En el período 92-97 la evolución de las tasas de mortalidad (nº de fallecidos por 100.000 hab.) en Castilla-La Mancha ha pasado de 807,62 a 744,12 en hombres y 523,39 a 479,01 en mujeres, tasas ligeramente inferiores al resto de España (892,03 a 516,22 y 847,87 a 489,15).

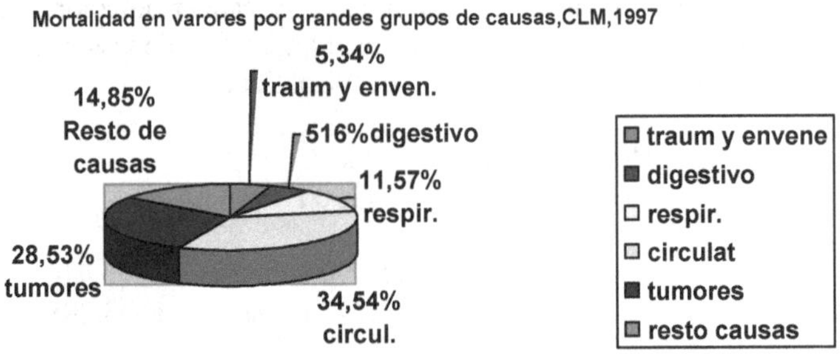

Figura 4 :Defunciones según causa de muerte en varones . INE.1997

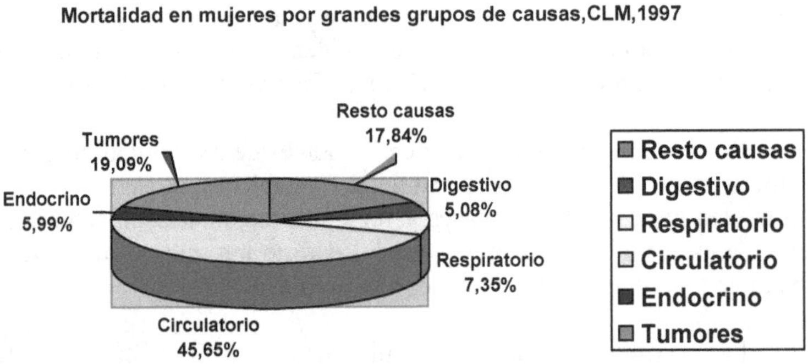

Figura 5 :Defunciones según causa de muerte en mujeres. INE.1997

Existen importantes diferencias por género en cuanto a la localización de los tumores; así en varones destacan la localización en tráquea, bronquios y pulmón, seguido de próstata, estómago, colon y vejiga. En mujeres destaca la localización en mama, seguida de colon, estómago, páncreas y ovarios, con las mayores tasas de mortalidad por 100.000 hab. Respecto a la morbilidad en

Castilla-La Mancha, en cuanto a la frecuentación hospitalaria destacan las enfermedades del aparato digestivo, seguidas de tumores.

La morbilidad hospitalaria presenta importantes diferencias por género. Así, para los varones, la causa principal son las enfermedades del aparato digestivo (15,4 %), seguidas por patología circulatoria (13,2%), respiratoria (11 %), fracturas y traumatismos (8,4 %) y tumores (8,2 %). Para las mujeres, la atención al embarazo, parto y puerperio es la principal causa (25,4 %), seguida de patología del aparato digestivo (9,4 %), las enfermedades del aparato genitourinario (8,2 %), enfermedades del aparato circulatorio (8,1 %) y tumores (7,2 %).

Epidemiología del cáncer en Albacete

La provincia de Albacete tiene una población de 364.836 habitantes con núcleos poblacionales pequeños, sólo la capital y 4 núcleos tienen más de 10.000 habitantes.

Las fuentes de información utilizadas han sido las que han publicado el Instituto Nacional de Estadística a 31 de Diciembre de 2001 y el Registro de Mortalidad de la Delegación Provincial de Sanidad de la Provincia para 1998.(67-69)

El criterio de inclusión ha sido la residencia del fallecido en un municipio de Albacete y las poblaciones utilizadas son las estimadas por el INE.

Las causas de mortalidad cardiovascular siguen siendo las principales en Albacete.

Entre las causas de mortalidad por tumores, el cáncer de pulmón es la principal, seguida del cáncer colorrectal.

Por género la principal causa de mortalidad por tumores en el hombre sigue siendo el de pulmón, siguiendo el de próstata y el cáncer colorrectal (figura 5). En mujeres (Figura 6) el cáncer de mama es la principal causa de mortalidad por tumores, seguida del cáncer colorrectal y del cáncer de estómago.

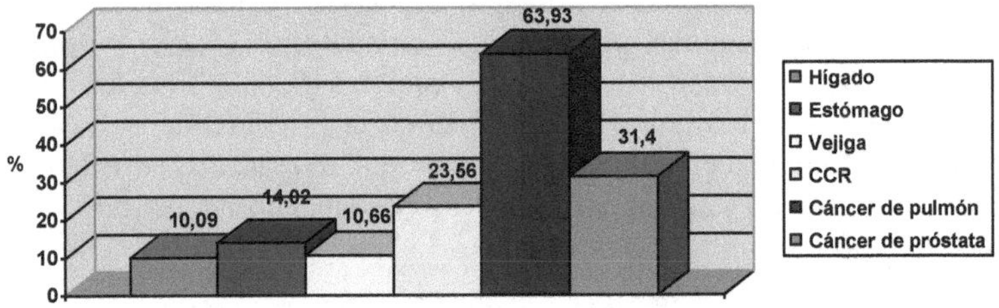

Figura 6 :Principales causas de mortalidad por tumores en Albacete. Tasas brutas .Hombres.

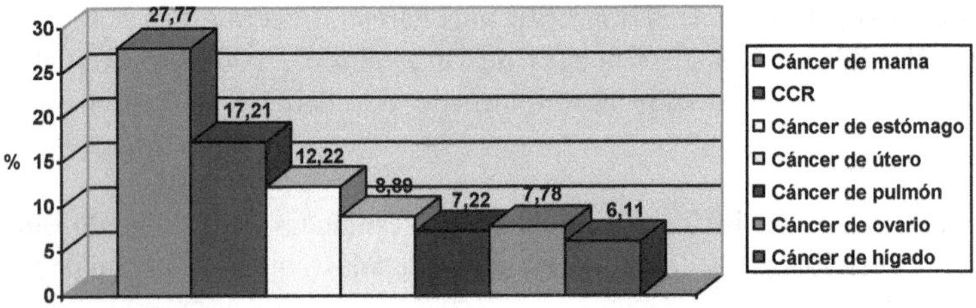

Figura 7 : Principales causas de mortalidad por tumores en mujeres en Albacete. Tasas brutas.

La mortalidad por tumores sigue la tendencia creciente a base sobre todo de los de pulmón y colorrectales.

EPIDEMIOLOGÍA DEL CANCER COLORRECTAL

Epidemiología del cáncer colorrectal a nivel mundial

La comparación internacional de las tasas de incidencia muestran variaciones importantes del riesgo de padecer cáncer colorrectal, según las diferentes zonas geográficas.[(70)]

El cáncer colorrectal es una enfermedad muy frecuente en las áreas económicas más desarrolladas del mundo occidental como Estados Unidos de América, Europa occidental, Australia y Nueva Zelanda, mientras que las tasas de incidencia estandarizadas por edad son muy bajas en Asia, Africa y Sudamérica. Excluyendo a los cánceres de la piel, el cáncer colorrectal es el tercer cáncer que se diagnostica con más frecuencia en los hombres y mujeres en Estados Unidos de América.

La *American Cancer Society* estimó que durante el año 2002 se diagnosticarían aproximadamente 107.300 casos nuevos de cáncer de colon (50.000 en hombres y 57.000 en mujeres) y 41.000 casos nuevos de cáncer de recto (22.000 en hombres y 18.400 en mujeres).[(71)] La tasa de mortalidad del cáncer colorrectal ha disminuido en los últimos 20 años. Esto puede deberse a que hay menos casos, se detectan antes y los tratamientos han mejorado. Los datos de las tasas de incidencia por cáncer CCR en el mundo son muy variables, así en Torino (Italia) la tasa es de 42 por 100.000 hab., Iowa (EEUU) con 45 por 100.000 hab. o más de 115 por 100.000 hab. en Israelíes desplazados en América o Europa. para hombres. Mientras para mujeres, las tasas son significativamente inferiores. Así en Dinamarca alrededor del 45 por 100.000 hab., en Génova (Italia) el 50 por 100.000 hab., las israelíes en América o Europa con cifras por encima del 60 por 100.000 hab. (IARC 1997).

En las figuras 8 y 9 se muestra la variabilidad de la incidencia del CCR en el mundo.

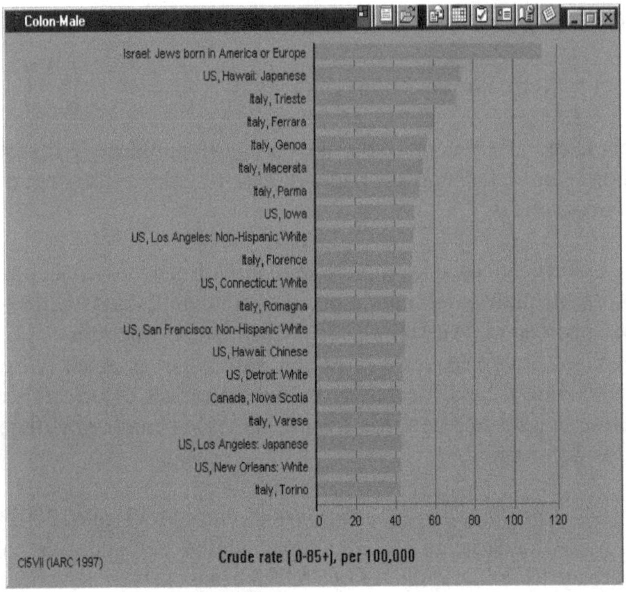

Fig.8.-Incidencia mundial de cáncer colorrectal. Tasas de incidencia ajustada por edad a la población mundial estándar según sexo, varones, en diferentes partes de los cinco continentes.

Diferencias entre distintas partes del mundo, como en Torino o japoneses residentes en Hawai, en hombres.

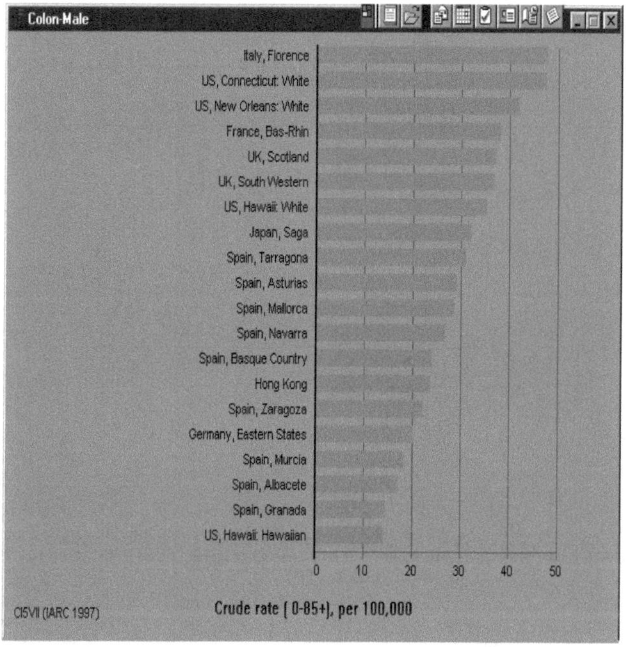

Fig.9.- Incidencia mundial de cáncer colorrectal. Tasas de incidencia ajustadas por edad a la población mundial estándar según el sexo femenino.

En la Comunidad Europea, como se puede observar en la tabla XVI, el CCR alcanza la segunda tasa de incidencia más frecuente de todos los cánceres, tanto para varones como para mujeres, con un 32,2 por 100,000 hab./año y 25,5 por 100.000 hab./año respectivamente.

	Hombres		Mujeres	
Localización	Nº casos	Tasa incidencia	Nº casos	Tasa incidencia
pulmón	141,455	59,3	33.929	10,8
próstata	76.092	28,2		
estómago	46.719	19,1	33.793	9,5
CCR	80.195	32,2	98.172	25,5
vejiga urinaria	45.103	18,7		
hígado	13.650	5,9	7879	2,4
orofaringe	28,883	12,8		
laringe	19.375	8,8		
leucemia	16,462	8,8	14,162	5,2
mama			157.076	58,5
ovario			27.765	10
endometrio			26,695	9,7
cervix			24,588	10,1
total	646.705	274.4	644.769	209.3

Tabla XVI: Casos en 1990 y tasa de incidencia ajustada por edad en los 12 países de la CE (Martínez Granada 1994).

Epidemiología de cáncer colorrectal en España

La frecuencia del CCR ha experimentado un crecimiento durante la segunda mitad de este siglo en la mayor parte de los países, lo que contrasta con el descenso observado para el cáncer de estómago. En España, la mortalidad por cáncer gástrico en los años cincuenta era más de tres veces superior en varones y más de dos veces en mujeres, a la mortalidad observada en el CCR.[72]

Los datos de incidencia en España son obtenidos de los principales registros de cáncer. Se observan importantes variaciones geográficas, aunque las cifras son similares a las de otros países occidentales.[73-76]

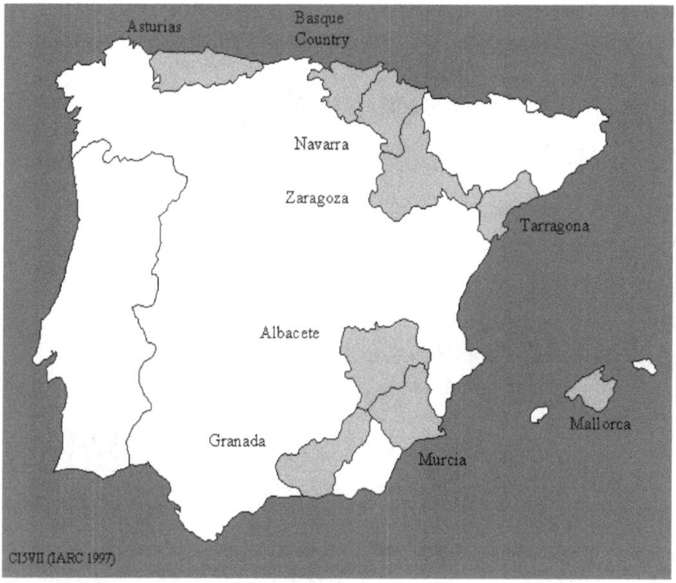

Figura10: Incidencia del cáncer CCR en España.

En las tasas de incidencia ajustadas por edad del cáncer de colon para el género masculino se puede observar el contraste desde los 13 casos por 100.000 hab./año de Cuenca (93-97) con el 26 por 100.000 hab./año de Gerona (94-97) en hombres , y de 10,4 por 100.000 hab./año de Granada (91-97) y la más elevada para mujeres que aparece también en Gerona con el 18 casos por 100.000 hab./año.[(69)]

La edad media de máxima incidencia es de 69,08 años para hombres y de 69,77 años para mujeres. Las tasas de incidencia ajustadas en el mismo período para Granada en hombres es de 14,8 y 10,3 en mujeres. En Canarias las tasas ajustadas para hombres en el período 93-95 es de 16 y de 13 para mujeres.

Tabla XVII : Tasas ajustada de incidencia del cáncer de colon. Hombres.

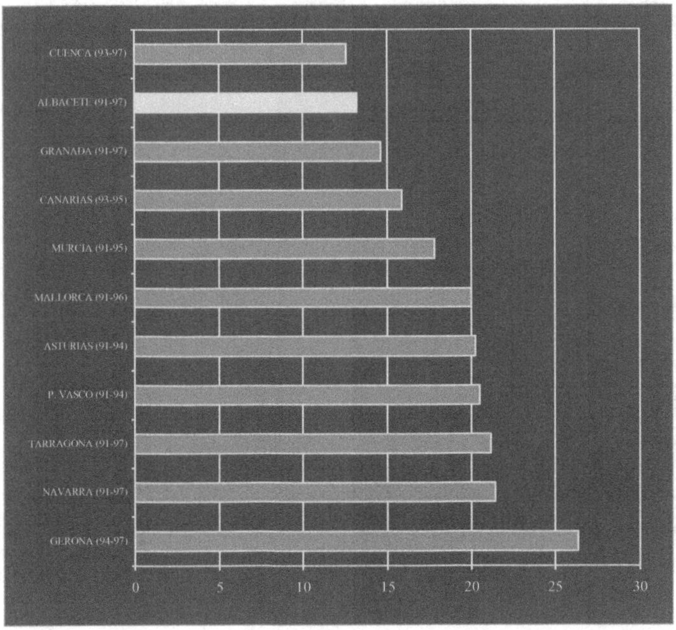

Tabla XVIII :Tasas ajustadas (población mundial) del cáncer de colon .Mujeres.

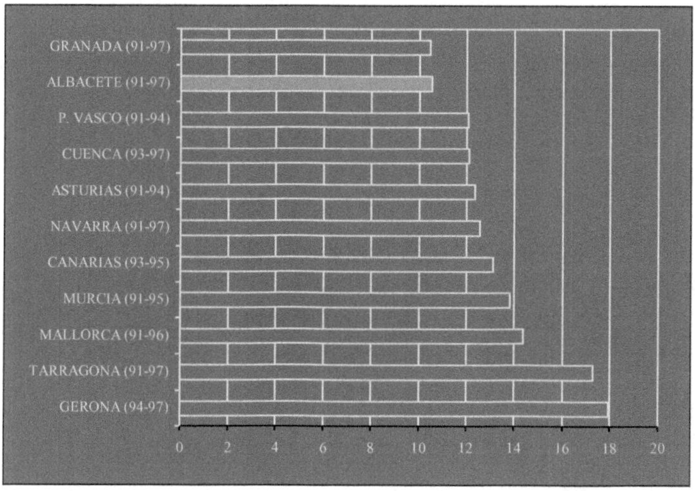

Tabla XIX : Tasas ajustadas(población mundial) del cáncer de recto en hombres.

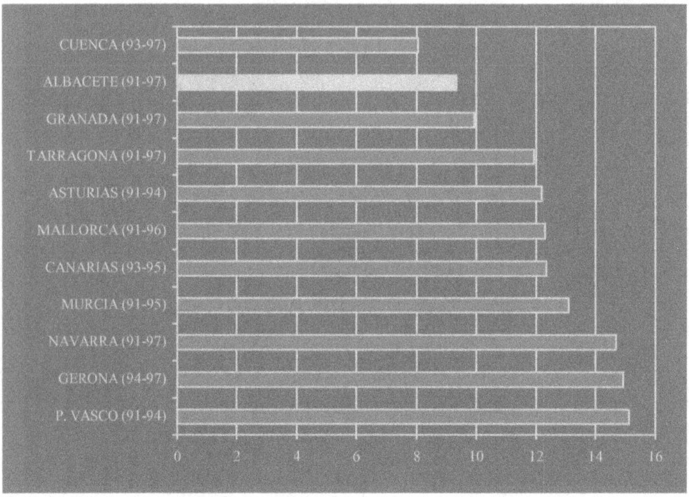

Se puede constatar que dentro de nuestro país existe un claro contraste entre las tasas de cáncer de recto, siendo la de menor incidencia Cuenca y la de mayor País Vasco.

Tabla XX: Tasas ajustadas (población mundial) del cáncer de recto en mujeres.

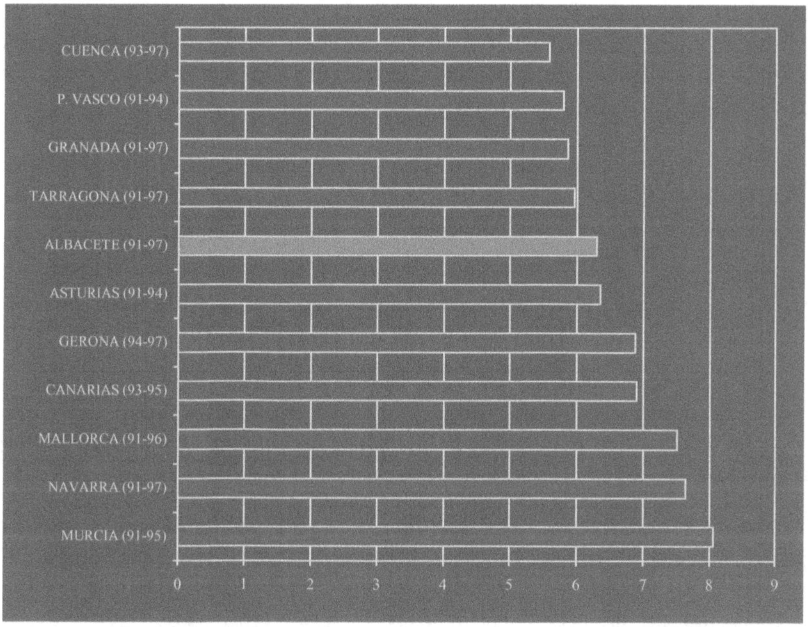

Epidemiología del CCR en Castilla-La Mancha

La principal causa de mortalidad en el grupo de edad mayor de 65 años en CLM son las enfermedades del aparato circulatorio, con 43,01 %, seguido por los tumores con un 21,77 %. Este patrón sigue la misma línea que en el resto de países de nuestro entorno.

Cuando se analizan las localizaciones de los tumores más frecuentes, en el varón predominan los de vía respiratoria, seguido de cerca por la próstata, ocupando los de colon el cuarto lugar. En la mujer, predomina el de mama y le sigue en frecuencia el de colon.

La frecuentación hospitalaria de los castellanos-manchegos es sensiblemente más baja que la de los españoles en su conjunto. Sin duda, la mayor dificultad de acceso geográfico de la población a sus Servicios de referencia y una oferta de Servicios en atención especializada mucho más limitada en el ámbito regional que en el conjunto del país son motivos suficientes para justificar este hecho.

De la información que se dispone en referencia al CCR en Castilla-La Mancha, las tasas por 100.000 hab. ajustadas a población mundial, son de 1991 hasta 1997 y referidas a Albacete.[77]

Localización	CIE-10ª	1991	1992	1993	1994	1995	1996	1997
Colon y Recto	C18-C21	18,13	21,35	20,94	22,33	24,45	23,96	26,26

Tabla XXI: CCR en Albacete en varones por 100.000 hab. 1991-1997.

La tendencia es a aumentar la incidencia de tumores en el colon y recto en varones.

En las mujeres la evolución de las tasas del CCR desde 1991 a 1997 ha sido:

Localización	CIE-10ª	1991	1992	1993	1994	1995	1996	1997
1997Colon y Recto	C18-C21	15,18	14,55	17,43	17,79	15,13	19,26	19,27

Tasas XXII: CCR en la provincia de Albacete en mujeres,1991-1997

En las mujeres también se observa una tendencia a elevarse en la localización de CCR, aunque menor que en el varón.

Epidemiología de CCR en Albacete

La información disponible en el Registro de Cáncer de la provincia de Albacete (1993-1997), muestra una evolución en las tasas de incidencia del cáncer de colon y recto del 18,13 en 1991 al 26,26 en 1997, observando una tendencia a aumentar la incidencia de este tumor. [78]

Principales localizaciones de tumores en varones. Provincia de Albacete. Tasas por 100.000 hab. ajustadas a población mundial, 1991-1997

Localización	CIE-10ª	1.991	1.992	1.993	1.994	1.995	1.996	1.997
Tráquea, bronquios y pulmón	C33-C34	38,57	30,74	36,08	38,43	35,55	38,23	41,80
Colon y recto	C18-C21	18,13	21,35	20,94	22,33	24,45	23,96	26,26
Glándula prostática	C61	23,99	19,22	27,34	27,74	28,71	25,85	28,63
Labio, cavidad bucal y faringe	C00-C14	8,15	9,82	16,33	26,07	20,82	22,88	23,00
Vejiga urinaria	C67	22,69	23,68	26,90	26,34	24,00	20,88	21,62
Estómago	C16	18,47	16,34	15,55	10,80	12,60	18,33	16,73
Laringe	C32	13,30	12,97	10,23	10,43	10,65	14,59	9,85

Fuente: Registro de Cáncer de la Provincia de Albacete. Delegación provincial de Sanidad
Tabla XXIII: Principales localizaciones de tumores en varones.

En las mujeres, el cáncer de colon y de recto ha sufrido otro incremento en su incidencia: de 15,54 en 1991 al 19,27 en 1997, con una clara tendencia alcista.

En Albacete, en el período 1991-1997, la tasa ajustada para hombres a la población estándar mundial (TAM) fue de 13,20 y de 10,53 para mujeres.

ESTADO ACTUAL DEL TEMA

En los países desarrollados, 3 de cada 10 casos de cáncer se atribuyen a la dieta. Pero a la hora de concretar qué factores específicos relacionados con la alimentación pueden provocar una neoplasia, las conclusiones de los expertos difieren bien poco del puro sentido común y de lo que entiende la tradición por una alimentación saludable.

El cáncer colorrectal aumenta exponencialmente con la edad desde la segunda a la novena década de la vida. Este incremento es independiente de la localización tumoral y de la distribución geográfica. El 90 % de los casos aparecen a partir de los 50 años.

Cada día surgen en la literatura científica publicaciones sobre determinantes ambientales relacionados con el CCR, así se encontran muchas evidencias respecto al importante componente ambiental en el riesgo de este tipo de cáncer. La evidencia disponible, aunque no es suficiente para dar unas recomendaciones indiscutibles, proporciona la base racional adecuada para plantear una aproximación preventiva en relación con algunos factores de riesgo.

En la mayoría de los casos, los factores de riesgo no pueden ser modificados, como por ejemplo la edad o la historia familiar, pero hay factores de riesgo individuales que pueden beneficiarse de un seguimiento. Los factores dietéticos parecen ser los determinantes ambientales más importantes del riesgo de cáncer colorrectal y son susceptibles de modificación mediante programas de prevención.

Alcohol y CCR

El consumo elevado de alcohol parece tener una clara relación con el cáncer de boca, faringe y esófago, quizá como causas directas, o el de hígado, probablemente por las vías más indirectas a través de la progresiva destrucción del tejido hepático. Sin embargo, aunque resulta evidente en su asociación con el tabaco, el carácter negativo del alcohol se hace claro cuando se acumula al de otros factores [(79)]. El consumo de alcohol a largo plazo parece aumentar las probabilidades de desarrollar un defecto genético que incrementa el riesgo de cáncer de colon.

El consumo de alcohol tiene un efecto sinérgico con el tabaco, demostrado en todos los cánceres con los que se relaciona excepto en el de hígado[(76)]. El consumo de alcohol en España está reduciéndose de forma moderada, si bien continúa siendo muy importante. Según la Encuesta Domiciliaria sobre Consumo de Drogas de 1.997[(80)], el 60,7 % de los españoles de 15-65 años habían consumido alcohol durante los 30 días previos a la encuesta, un 12,9 % lo hacían diariamente y el 9,3 % se había emborrachado alguna vez durante el último año.

La ingestión de alcohol y micronutrientes (carotenos, vitamina C y E) en cuanto a consumo y con una relación inversa (a mayor ingestión de alcohol y menor de micronutrientes) aumenta el riesgo de cáncer colorrectal.

Tabaco y CCR

Dos oncólogos españoles, Obrador y Gassull [(81)], destacan la paradoja entre algunas patologías y el tabaco. Mientras que fumar supone un factor de riesgo para la enfermedad de Crohn, parece ser que tiene un papel protector en la colitis ulcerosa, aunque son todavía datos preliminares no concluyentes.

Según el borrador del Plan Nacional de Prevención y Control del Tabaquismo, el 14 por ciento de los decesos registrados en España entre 1978 y 1992 tuvieron como causa el tabaco. Supusieron 621.678 fallecimientos. La sola reducción del consumo del tabaco en 1988 en un 10 %, evitaría costes equivalentes al 0,8 % del PIB. Los costes sanitarios generados en España durante 2001 por seis enfermedades ligadas al tabaquismo oscilaron entre los 2.626 y 3.630 millones de Euros.

Se ha sugerido un posible nuevo mecanismo por el cual el consumo de tabaco puede causar cáncer de mama y de colon. Hipótesis mantenida en la Reunión de las Sociedades de Endocrinología, los fumadores presentan mayores niveles de factor de crecimiento similar a la insulina (IGF) que los no fumadores. El tabaquismo a largo plazo incrementa los niveles de IGF en la sangre, de forma estadísticamente significativa y dependiente de la dosis, con diferencias de hasta un 25 % entre fumadores y no fumadores.

El consumo de tabaco y el cáncer de colon tienen una débil asociación, aunque algunos autores afirman que la inestabilidad del microsatélite (IMS) es provocada en el 21 % de los casos por el tabaco [(82)].

Dieta y CCR

Las primeras evidencias sobre el efecto de la dieta en el desarrollo del CCR derivan de la observación de importantes diferencias en la incidencia de esta neoplasia en diversas áreas geográficas (aumento en relación con la dieta occidental). Sin embargo, a pesar de la constatación de este hecho desde hace décadas, aún no ha sido posible determinar de manera inequívoca qué alimentos o nutrientes son los principales responsables de ello. En los países desarrollados la dieta es un factor de riesgo relevante para el cáncer [(83)] y también para otras enfermedades crónicas como son diabetes, enfermedad cardiovascular y obesidad.

Macronutrientes

La ingesta excesiva de los diferentes macronutrientes que componen la dieta puede contribuir a un incremento del riesgo de CCR. No obstante, los estudios sobre dieta presentan limitaciones, dado que es difícil aislar sus componentes exactos y, al mismo tiempo, contiene nutrientes de manera independiente al riesgo de CCR, o si éste guarda relación con un incremento global del valor calórico. [(84)]

El efecto protector de la fruta y la fibra vegetal en el cáncer de colon podría ser debido al contenido de galactosa y no así en los cereales.

Los polifenoles del té pueden reducir el riesgo de cáncer de estómago y de esófago. Se estudiaron 18.244 hombres chinos de entre 45 y 64 años de edad y el seguimiento desde 1.986. Los efectos protectores del té se observaron especialmente en las personas que tenían menos niveles de carotenos en la sangre [(85)]. Los mismos carotenos, unos compuestos hallados en las zanahorias, espinacas y otros vegetales, se consideran reductores de riesgo del cáncer y otras enfermedades.

El consumo de pescado de forma habitual (ácidos grasos omega-3) reduce el riesgo cardíaco de isquemia y de muerte súbita.

Uno de cada tres casos de cáncer está provocado por los alimentos, pero aún se ignora cuáles son los alimentos concretos que suponen un mayor riesgo. Científicos de la Universidad de Estocolmo y del Instituto Nacional de Alimentación de Suecia han comunicado sus hallazgos a la Comisión Europea sobre el peligro del calentamiento de los carbohidratos que dañan el componente genético de las células [(86)]. La acrilamida no aparece en los productos en su forma natural sino que se forma a altas temperaturas. Utilizada en la industria química para sintetizar plásticos, es un producto tóxico y probable cancerígeno bien conocido, pero hasta ahora se creía que sus principales fuentes eran el agua corriente y el humo de tabaco.

La Agencia Internacional para la Investigación Mundial del Cáncer (IARC), dependiente de la Organización Mundial de la Salud, clasifica la acrilamida como: "probable carcinógeno en humanos" [(87)]. Aunque no se ha podido demostrar que la sustancia provoque cáncer en humanos (si bien este dato nunca es fácil de obtener). Las patatas fritas, las asadas al horno y los demás productos ricos en almidón como el pan, la bollería y las pastas, contienen niveles elevados de acrilamida.

Volker Mai, del área de Epidemiología Nutricional del Instituto Nacional del Cáncer, en Estados Unidos de América presentó en la Reunión de Biología Experimental, Abril 2002, en Nueva York, un trabajo sobre la restricción calórica, que aunque moderada, reduce en un 60 % él numero de pólipos intestinales precancerosos [(88)] en ratones con la mutación genética que favorece el desarrollo de cáncer intestinal.

Emilia Guadix, investigadora de la Universidad de Granada en el Departamento de Ingeniería Química, ha comprobado el potencial quimiopreventivo de ciertos componentes de la leche en el cáncer de colon, lengua y pulmón, como sucede con la lactoferrina bovina, que aumenta la capacidad de absorción de hierro y tiene propiedades antibacterianas y antivíricas.

En la V Reunión de Consenso en Tratamiento Oncológico sobre Tumores Digestivos se reafirmó el papel de la dieta y los hábitos saludables de vida como elemento fundamental en la prevención del cáncer colorrectal.

Según las Sociedades Científicas, aproximadamente el 2 % de la población desarrollará a lo largo de su vida cáncer colorrectal, de ahí la importancia de la prevención temprana, ya que en sus fases iniciales es curable el 90 % de los casos. En España, el 32,2 de hombres por cada 100.000 habitantes sufren este proceso, frente al 25,5 por cada 100.000 de la Unión Europea. En las mujeres, la tasa de incidencia en nuestro país es de 25,9 por 100.000 hab. frente a los 20,9 por 100.000 hab. en Europa.

Consumir una dieta rica en folatos y limitar el consumo de alcohol puede reducir el riesgo de presentar cáncer colorrectal en personas con antecedentes familiares, según concluye un amplio estudio realizado en la Universidad de Harvard en Boston (EEUU)[(89)].

Se ha publicado un estudio sobre la ingesta de calcio asociada a una disminución significativa del riesgo de cáncer de colon; realizando un seguimiento a casi 88.000 enfermeras y a más de 47.000 varones[(90)]. Con ingesta moderada (700-800 mg) disminuye el riesgo entre un 40 % y un 50% menor de desarrollar el tumor en su localización distal.

La vitamina D protege frente al cáncer de colon debido a que ayuda al organismo a deshacerse de un tóxico que promueve la enfermedad. Controversias y estudios futuros despejaran las dudas.

El estudio EPIC (*European Prospective Investigation into Cancer and Nutrition*) con un seguimiento de medio millón de personas de 9 países europeos durante 9 años muestra que el excesivo consumo de carne roja aumenta en un 40 % .Las dietas ricas en carnes y pobres en frutas y verduras aumentan el riesgo de cáncer de colon, riesgo que se asocia sobre todo al estilo de dieta occidental. [(121)]

La relación entre nutrientes y cáncer colorrectal fue estudiada en Mallorca durante un período de 4 años. Se incluyeron 286 casos de CCR y 295 controles de población y 203 controles en el medio hospitalario. La asociación de dietas ricas en colesterol[(113)] y proteínas animales y carbohidratos al CCR fue significativa. No así con el consumo de lípidos y grasas saturadas. [(83)]

Timothy Key y su equipo revisaron un buen número de tumores asociados con factores dietéticos y concluyeron que la obesidad incrementa el riesgo de cáncer de esófago, colorrectal, mama, endometrio y rinón.[81] Por otra parte, el alcohol se asocia con tumores de la cavidad oral, faringe, laringe, esófago e hígado, además de con un ligero incremento en el de mama.

Estilos de vida y CCR

En una publicación aparecida en el Internacional Journal of Cancer [91], se recogen datos sobre la primera generación de inmigrantes que tenía el mismo riesgo de cáncer que la población de su país de origen. Sin embargo, la segunda generación presentaba un perfil distinto, similar al del país de adopción. El riesgo de cáncer de pulmón se redujo en la segunda generación por el menor hábito tabáquico sueco. El riesgo de cáncer gástrico se alteró por las deficiencias vitamínicas y el mayor uso de sal.

En un estudio sobre 89.000 mujeres de 40 a 59 años de edad, con un seguimiento medio de 10,6 años, 524 desarrollaron un cáncer de colorrectal, con una gran asociación entre las mujeres premenopáusicas y obesas, con riesgo relativo de 1,8 respecto a las no obesas.[92]

En un estudio con 4.400 varones y mujeres realizado en Duke, se muestra que los consumidores moderados de vino también tienden a seguir una dieta más saludable y es más improbable que fumen que aquellas personas que prefieren la cerveza y otras bebidas alcohólicas.

AINES y CCR

El antiinflamatorio no esteroideo Sulindac® disminuye el crecimiento de pólipos colorrectales en personas con poliposis adenomatosas familiar (PAF). Sin embargo, utilizado a las dosis habituales (75 o 150 mg, dos veces al día durante 48 meses) no previene la formación de pólipos en pacientes jóvenes con la citada enfermedad hereditaria.[93-95] La colectomía profiláctica sigue siendo la terapia de elección para la prevención del cáncer colorrectal en pacientes con este tipo de patología. Investigadores de la Universidad de

California (EEUU), opinan que el efecto frenador en la progresión del cáncer de colon esta relacionado con la capacidad de estos fármacos para bloquear la ciclooxigenasa 1 (COX $_1$) y la ciclooxigenasa 2 (COX $_2$), pues cuando estas enzimas están sobreexpresadas en las células tumorales estimulan el crecimiento del cáncer. [96]

La prostaglandinas, moléculas producidas por las enzimas COX, a menudo se encuentran elevadas en el cáncer de colon. Dado que los AINES bloquean la COX-2, también inhiben la producción de prostaglandinas, hecho que podría ser la causa de menor progresión del cáncer entre los pacientes que toman estos fármacos.

Estudios sobre la aspirina y CCR

En pacientes a los que se habían extirpado adenomas del colon, se muestra que aquellos que recibieron 80 mg diarios de ácido acetil-salicilico tuvieron un riesgo de recidiva del 19 % inferior a lo largo de 3 años que aquellos que recibieron placebo. De 1.121 pacientes que desarrollaron pólipos de nuevo, el 37 % correspondió a los tratados con aspirina a dosis bajas frente al 47 % de los que recibieron placebo. Estudios experimentales con aspirina han observado cómo el ácido acetil-salicílico incita a las células genéticamente inestables hacia la apoptosis o suicidio celular [97]. En trabajo realizado en 600.000 personas se concluyó que el ácido acetil-salicílico inhibe y controla la ciclooxigenasa, que en situaciones de sobre-producción son capaces de inducir la transformación de células normales en cancerosas [98].

Genética y CCR

La detección temprana de ADN fecal en pacientes con tumores colorrectales en fases iniciales es un método que reduciría la morbilidad y mortalidad de esta enfermedad. Las mutaciones se inician en el gen APC. [99]

Un estudios reciente recogen que el 49 % de los pacientes presentan pérdidas de material del cromosoma 18, el 21 % niveles elevados de microsatélites inestables y el 61 % la mutación genética.[91] Este estudio se realizó en 460 pacientes con CCR y tratados con quimioterapia convencional[100]. Con pacientes diagnosticados de cáncer colorrectal se ha realizado un estudio para identificar formas hereditarias, elaborándose un árbol genealógico para detectar los antecedentes familiares, así como un análisis molecular de las proteínas reparadoras del ADN -proteasas MLH1 o MSH2, que pueda determinar qué casos son hereditarios. [101-111] Otra proteína se ha encontrado en pacientes con cáncer de colon, la proteína P53, que muta durante los procesos cancerosos y se ha detectado en los excrementos en el 90 % de los casos estudiados.

La proteína Src destruye la estructura tisular normal, evitando que las células se mantengan juntas y permitiendo que las células cancerosas puedan moverse y extenderse. Se trata de la molécula asociada al cáncer más antigua que se conoce, pero todavía no se conoce con exactitud cómo actúa.

La sobreexpresión de un gen puede ser el marcador del cáncer colorrectal agresivo, indicativa de la necesidad de emplear tratamientos adicionales tras la cirugía. Se trata del gen transformante del tumor de la pituitaria (PTTG). El gen APC está implicado en muchos casos de cáncer de colon. Este gen supresor tumoral puede estar mutado hereditariamente o por causas aleatorias. Cuando está alterado provoca inestabilidad cromosómica. El gen no mutado actúa regulando la estabilidad cromosómica.

Detección temprana del cáncer de colon

A pesar de los avances en técnicas de diagnóstico y vigilancia del CCR, un porcentaje significativo de pacientes son diagnosticados por la presencia de síntomas o signos relacionados con la neoplasia. Por ello, es fundamental que el médico reconozca aquellos pacientes con una elevada probabilidad de padecer esta enfermedad con el fin de que se indiquen en su inicio las exploraciones necesarias. Los síntomas y signos más importantes asociados al CCR son la rectorragia mezclada o no con las heces y el cambio en el ritmo deposicional.

El diagnóstico rápido del cáncer es un tema prioritario en los actuales Planes de Salud oncológicos y consiste en reducir los tiempos de espera entre la sospecha diagnóstica y el diagnóstico y tratamiento, imputables a la Atención Primaria y Especializada. La probabilidad de desarrollar cáncer de colon antes de los 50 años es relativamente baja en comparación con la que tienen personas mayores de dicha edad.[(112)] Respecto a los métodos para el diagnóstico temprano del cáncer colorrectal, la utilización de los test de Sangre Oculta en Heces (SOH) con una sensibilidad del 93 % y especificidad de 97,7 % puede facilitar un diagnóstico rápido.[(113-121)]

La rectosigmoidoscopia y colonoscopia poseen una elevada sensibilidad para el diagnóstico y ventajas al permitir la toma de biopsia y la realización de polipectomía.[(123-127] La sigmoidoscopia flexible realizada en torno a los sesenta años, puede disminuir la incidencia de mortalidad por cáncer colorrectal. La laparoscopia mejora la supervivencia de los pacientes con cáncer de colon, un estudio realizado por médicos del Instituto Clínico de Patología Digestiva del Hospital Clínico de Barcelona ha demostrado que esta técnica como método diagnóstico, mínimamente invasiva, reduce un 50% la mortalidad peri-operatoria, disminuyendo el tiempo de estancia en el hospital y se prolonga la supervivencia en comparación con pacientes tratados con las técnicas convencionales. La Resonancia Magnética Nuclear (RM) identifica pólipos de colon menores de 7 milímetros. La Universidad de Leiden en Holanda ha realizado una evaluación de la técnica, comprobando su utilidad para estudiar las vísceras, llegando a detectar pólipos menores de 7 milímetros, con igual seguridad que la colonoscopia, lo que "supone adelantarnos casi cinco años al diagnóstico del cáncer de colon" [(128)]. Con técnicas como el Tomografía por Emisión de Protones (siglas en inglés PET), aparato que procesa una imagen en 3D del tejido del enfermo, se localiza tumores primarios de origen desconocido, muy útil entre otros para el cáncer de colon. La colonografía con CT a bajas dosis tiene una alta seguridad diagnóstica para el cáncer de colon, con una sensibilidad del 93 % y una especificidad del 97 % para tumores de 10 mm o más.

La genética está irrumpiendo en este campo, así en un trabajo publicado en *New England Journal of Medicine*, se muestra los resultados obtenidos con una prueba que detecta en heces signos de cáncer colorrectal en estadio temprano [128]. La nueva prueba tras analizar el ADN detectó anomalías genéticas asociadas al cáncer colorrectal en el 61% de los pacientes en estadio temprano y en el 50 % de los que presentaban signos precancerosos. En cambio, no detectó defectos genéticos asociados a este tumor en ninguno de los voluntarios sanos que participaron en el estudio.[129-131] Hay un grupo de proteínas que se conocen como factores de trascripción, entre las que se incluye NFAT (factor nuclear de células T activadas), causantes de las metástasis.

MÉTODOS DE INVESTIGACIÓN POR ENCUESTAS

La investigación por encuestas

La investigación por medio de Encuestas es, probablemente, el método de investigación más conocido y más ampliamente usado en las ciencias sociales de hoy. [132] Existe una tendencia a considerar el análisis de datos de encuestas como la parte más emocionante y difícil de la empresa y a considerar el diseño de una encuesta y la recabación de datos lo menos emocionante[133]. Durante el análisis es cuando se empieza a obtener un entendimiento del tema.

Aunque el término "investigación por encuesta" se refiere a un tipo particular de investigación social empírica, existen muchos tipos de encuestas. Se podrían incluir en este término los censos de población, las encuestas de opinión pública, los estudios de investigación de mercado sobre preferencias del consumidor, los estudios académicos de perjuicios y los estudios epidemiológicos. Las encuestas pueden diferir en sus objetivos, su costo, su tiempo y su envergadura. Además, se podría incluir toda una variedad de diseños básicos bajo el término "encuesta".

Tres objetivos generales incluyen los propósitos de la investigación por encuestas: descripción, explicación y exploración.

Las encuestas con el propósito de hacer aseveraciones descriptivas acerca de alguna población.[133] A este respecto, al investigador no le preocupa por qué existe la distribución observada, sino, tan sólo, qué es esa distribución. Un objetivo explicativo casi siempre requiere el análisis multivariado: el examen simultáneo de dos o más variables.[134]

Los métodos de encuesta también pueden ofrecer un recurso de "investigación", cuando apenas está empezando su estudio de un tema. Esto es la exploración. Si un gran estudio se basaba tan sólo en sus perjuicios, correrían el riesgo de perder de vista algunos elementos críticos.

Unidad de análisis. Los temas en estudio en una encuesta determinada son las "unidades de análisis". Característicamente, la unidad de análisis para una encuesta es una persona, pero no hay razón por la que esto tenga que ser así, y a menudo no lo es. Se recaban datos con el propósito de describir las unidades de análisis individuales; tales descripciones son agregadas y manipuladas para describir la población representada por las unidades de análisis.

Diseños de encuestas

Entre los varios diseños diferentes que escoger se encuentran las encuestas transversales, longitudinales y el empleo de las primeras para aproximarse a estas últimas.

Las encuestas de corte transversal

En una encuesta de corte transversal los datos se recaban en un punto en el tiempo, entre una muestra seleccionada para describir algunas grandes poblaciones en ese momento. Semejante encuesta puede utilizarse no sólo con propósitos de descripción, sino también para determinar las relaciones entre variables en el momento del estudio.

Las encuestas longitudinales

Algunos diseños de encuestas permiten el análisis (sea descriptivo o explicativo) de los datos a lo largo del tiempo. Se recaban datos en diferentes momentos y el investigador puede informar de los cambios en las descripciones y las explicaciones. Los diseños longitudinales básicos son estudios de tendencias, estudios de cohortes y estudios de paneles.

Estudios de tendencias: se puede hacer muestreo y estudio de una población general determinada en diferentes puntos del tiempo. Aunque en cada encuesta se analizan diferentes personas, cada muestra representa la misma población, pero en distintos momentos. Debe notarse que los estudios de tendencias a menudo abarcan un período bastante largo de recabación de datos. Se efectúa un análisis secundario de los datos recabados con el tiempo por varios otros investigadores. No hay razón para que se examinen las tendencias en las relaciones entre las variables.

Estudios de cohortes: Los estudios de tendencias se basan en descripciones de población general a lo largo del tiempo, aunque los miembros de tal población cambien. Un estudio de cohorte enfoca la misma población especifica cada vez que se recaban datos, aunque pueden ser distintas la s muestras estudiadas.

Estudios de panel: Tanto los estudios de tendencias como los de cohorte permiten el análisis del proceso y el cambio a lo largo del tiempo, lo que no es fácil en una encuesta de corte transversal. Los estudios de panel incluyen la recabación de datos, a lo largo del tiempo, entre la misma muestra de interrogados. La muestra para tal estudio se llama el panel. Este tipo de estudio es poco frecuente en la investigación de encuestas.

Encuestas longitudinales de aproximación

La encuesta contraseccional es, sin duda, el diseño de estudio más frecuentemente empleada. Sin embargo, muchas de las preguntas que un investigador quisiera contestar incluyen cierta idea del cambio en el tiempo. Los interrogados en una encuesta dada tal vez puedan proporcionar datos pertinentes a tales preguntas. Existe el peligro que no den una información exacta.

Los datos de corte transversal pueden interpretarse, a veces, en términos lógicos para indicar un proceso a lo largo del tiempo.

ELECCIÓN DEL DISEÑO APROPIADO

Al comprender las diversas opciones de que disponemos para hacer estudios por encuestas, aparece la pregunta, ¿qué diseño se debe elegir?. Es claro que no se puede responder en abstracto a esta pregunta, ya que distintos problemas de investigación exigen diseños diferentes. Sin embargo, es posible seguir ciertos alineamientos generales. Si la intención es la descripción en un solo momento, lo más apropiado sea una encuesta de corte transversal. Si está más interesado en examinar algún tipo de proceso dinámico, que incluya un cambio en el tiempo los más de las veces tales cuestiones se enfocan en encuestas de corte transversal. En lugar de notar los efectos de varias condiciones y experiencias sociales conforme ocurren, el investigador examina sus posibles efectos, comparando a interrogados que los han experimentado o no los han experimentado en el pasado. Las encuestas de panel son más factibles cuando el fenómeno que va a estudiarse es de duración relativamente breve.

En resumen, cada vez que el problema de investigación implica un examen del cambio individual en el tiempo, una encuesta de panel sería el diseño más apropiado, en teoría. Si el proceso de cambio ocurre durante un período de tiempo relativamente breve, puede ser factible una encuesta de panel. Sin embargo, más característicamente, el investigador se verá obligado a depender de datos de corte transversal para hacer inferencias acerca del proceso de cambio en los individuos, a lo largo del tiempo. Si, por otra parte, el problema de investigación simplemente trata de tendencias generales a lo largo del tiempo desde un punto de vista descriptivo, el investigador tendrá menos dificultades, en casi todos los casos.[135] En otras situaciones, puede encontrar que sólo una encuesta anterior ha recabado datos aplicables a los intereses de su investigación, o que el último de tales estudios ya es bastante caduco. En tal caso, tal vez desee conducir una nueva encuesta de corte transversal comparable en diseño de muestreo y puntos de cuestionario para dar una nueva medida para los propósitos de examinar tendencias.

ENCUESTAS DE SALUD POR ENTREVISTAS

Los objetivos fundamentales de estas encuestas de salud son: determinar el nivel de salud de la población, medir la proporción de población discapacitada o fundamentalmente disminuida, contribuir a la investigación de factores de riesgo de diversas enfermedades, esencialmente crónicas, y determinar el uso de los distintos Servicios sanitarios y necesidad percibida de la población de atención sanitaria. Últimamente, se ha añadido un nuevo e importante objetivo, que es la posibilidad de utilizar los datos obtenidos en esas encuestas como precursores de mortalidad futura en distintos grupos de población.(136)

La aplicación de estas técnicas con una mayor amplitud, corresponde al *U.S. National Health Survey*, que se realiza desde 1961, y al extenso estudio del *International Collaborative Study of Health Care*, que comprende 7 países. Recientemente, estas técnicas se han aplicado en el estudio del nivel de salud de la población de Barcelona. Asimismo, se ha observado que no son útiles estas encuestas para determinar la prevalencia o incidencia de enfermedades determinantes y que los factores socioculturales pesan enormemente en su validez, así como se ha constatado la utilidad de incluir cuestionarios con una lista de situaciones o condiciones de enfermedad precisadas.(137-138)

Resulta necesaria una sistemática rigurosa en la obtención de muestras estadísticas de población, con el fin de que los resultados puedan ser representativos, así como realizar una adecuada validación de las respuestas (comprobación de exámenes de salud, repetición de las entrevistas, comparación con datos oficiales de prevalencia de alteraciones o enfermedades, etc.. Se ha insistido recientemente en la necesidad de una sistematización adecuada de estas encuestas, sobre todo en países sin gran desarrollo sanitario.(139-142)

ENCUESTA NACIONAL DE SALUD

En los últimos 40 años se ha publicado mucho sobre la medición de la satisfacción de los pacientes, siendo considerada como un componente imprescindible de la calidad asistencial y se ha incorporado su estudio en la mayoría de programas estables de evolución de calidad de los Centros asistenciales. La mayoría de los autores incluyen la satisfacción o aceptabilidad como un componente de la calidad de la Atención, uno de los resultados de la atención recibida.

Se carece de modelos psicosociales consolidados de la satisfacción, siendo el modelo teórico más ampliamente utilizado el de LINDER-PELZ. En el que se mantiene que la satisfacción es una actitud definida como evaluaciones positivas de distintas dimensiones de la atención a la salud. Las Encuestas Nacionales de Salud se usan fundamentalmente en:

**Planificación sanitaria. Detecta los problemas de salud percibidos por la comunidad y ayuda a priorizarlos.

**Valoración de los efectos de las intervenciones sanitarias. Permite evaluar programas sanitarios sobre todo si se dispone de encuestas periódicas para ver la evolución del variable tiempo.

**Investigación epidemiológica. Importante fuente de información que permite medir factores de riesgo y su distribución en la población.

Los objetivos globales de la Encuesta Nacional de Salud de España son:

1º) -Medir y analizar la mortalidad percibida de los españoles.
2º) -Medir y analizar la utilización de los servicios sanitarios.
3º) -Medir y analizar los estilos de vida relacionados con la salud.

Si se consideran las ventajas de este sistema de recogida de datos, se comprueba que son baratos y de rápida y fácil obtención. Posibilidad de extrapolación a toda la población. La limitación a considerar sería que, como la aproximación al estado de salud en la entrevista sobre morbilidad percibida, esta depende de aspectos emocionales y culturales y está condicionada por la capacidad de rememorar del sujeto, recordar con más intensidad los hechos más graves y menos comunes de su estado de salud.

OBJETIVOS

El cáncer colorrectal ha incrementado su incidencia y prevalencia, de forma que, en la actualidad, puede considerarse la segunda causa de muerte por cáncer, tanto en el varón, después del de pulmón, como en la mujer, después del de mama, sobrepasando el 10 % de todos los cánceres.

En la provincia de Albacete la mortalidad por cáncer colorrectal es la principal causa por tumores digestivos, siguiendo su tendencia de incremento anual. En 1.991 representaba unas tasas de 18,13 por 100.000 hab./año, teniendo actualmente tasas brutas de mortalidad de 26 por 100.000 hab./año. Se puede apreciar cómo dentro de la misma provincia , la distribución del CCR se presenta de diferente forma, por lo que es conveniente estudiar los posibles factores que pueden influir en esta variabilidad

Una vez conocidos los datos de incidencia y distribución del cáncer en general y del CCR en particular en la provincia de Albacete, se aborda el tema con la finalidad de conocer los datos epidemiológicos más recientes respecto al CCR en Albacete, mediante un mapa de su incidencia en las distintas zonas de salud, para valorar la variabilidad de su incidencia, y evaluar la relación de determinantes ambientes en el CCR. Para ello, el trabajo se ha realizado con los siguientes objetivos:

1º.-Determinar la incidencia de cáncer colorrectal en la provincia de Albacete.

2º.-Hacer el mapa de incidencia del cáncer colorrectal en las 35 Zonas de Salud de Albacete.

3º.-Valorar la relación de los distintos factores de riesgo para el cáncer colorrectal en la provincia de Albacete.

METODOLOGÍA

MATERIAL

MARCO DEMOGRAFICO: Población de Castilla-La Mancha

A 31 de Diciembre de 2001, la población de Castilla-La Mancha (CLM) era de 1.760.192 habitantes, habiendo experimentado un moderado crecimiento del 2,14% del último período 1986-1996. En el mismo período la población española creció el 2,98 %.[143]

La evolución del crecimiento no ha sido uniforme en las cinco provincias; así, mientras Toledo, Albacete y Guadalajara presentan un saldo positivo, Ciudad Real y sobre todo Cuenca presentan una disminución en su número de habitantes. Las proyecciones de población para el año 2005 expresan que solamente las provincias de Toledo y sobre todo Guadalajara mantienen una residencia de moderado crecimiento.

Población absoluta y relativa. Castilla-La Mancha y España, 1986, 1996 y 2005

	1986	1996			2005(*)		
	Población total	Diferencia absoluta 1996-1986	Diferencia relativa 1996-1986	Población total	Diferencia absoluta 2005-1996	Diferencia relativa 2005-1996	Población total
Albacete	343.445	15.566	4,53	359.011	3.539	0,99	362.550
Ciudad Real	479.718	-1.049	-0,22	478.669	1.308	0,27	479.977
Cuenca	213.307	-11.597	-5,44	201.710	-7.823	-3,88	193.887
Guadalajara	146.687	10.568	7,20	157.255	17.872	11,36	175.127
Toledo	486.359	29.521	6,07	515.880	24.378	4,73	540.258
C-LM	1.669.516	43.009	2,58	1.712.525	39.274	2,29	1.751.799
España	38.536.531	1.132.859	2,94	39.669.390	21.553	0,05	39.690.943

Fuente: INE. [(*) Proyección de población a partir del censo de población de 1991. Publicación electrónica].

Tabla XXIV :Población absoluta y relativa comparativa entre España y Castilla La-Mancha,1986,1996 y 2005.

La evolución de la población de las cinco provincias de CLM de 1.986, 1.996 y su proyección al 2005 se observa en la tabla XXVII, comparando con el total de Castilla-La Mancha y España. Exceptuando Cuenca, la diferencia tanto absoluta como relativa son positivas en el resto de provincias.

La pirámide de población de Castilla La Mancha muestra las siguientes características:

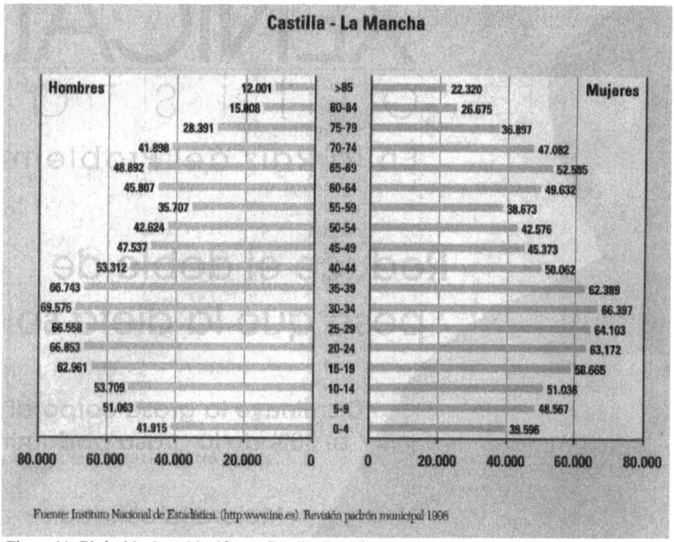

Figura11 :Pirámide de población en Castilla La-Mancha, ambos sexos.

En la pirámide encontramos una base estrecha, consecuencia de la progresiva caída de la natalidad durante los dos últimas décadas; un ensanchamiento en los grupos de población de adultos jóvenes, coincidente con el incremento de la fecundidad de los años sesenta; una importante escotadura en el grupo de 40-59 años de edad, que se corresponde con la caída de natalidad de la posguerra civil y la emigración de las décadas de los cincuenta y de los sesenta y una cúspide ancha, reflejo de la baja mortalidad general y del progresivo envejecimiento de la población. Las proyecciones de población para el año 2005 expresan que se mantiene la tendencia al crecimiento poblacional moderado.

La pirámide de población prevista mantiene el estrechamiento de la base, consecuencia de la estabilización de la natalidad en las actuales cifras y el vértice que tiende a ensancharse como consecuencia del progresivo aumento de la esperanza de vida de la población de Castilla- La Mancha. Solamente las provincias de Toledo y sobre todo Guadalajara mantienen una tendencia de moderado crecimiento.

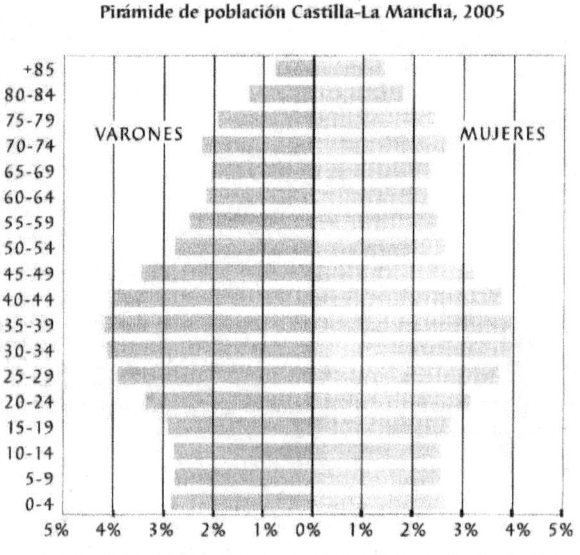

Fuente: INE, calculada a partir del censo de población de 1991. Publicación electrónica.

Figura12 :Pirámide de población Castilla La-Mancha.2005

La población de Castilla La Mancha representa el 4,32 % de la población española.

El tamaño de la población es desigual en las distintas provincias, de tal forma que seis de cada diez castellanos- manchegos residen en dos provincias (Toledo y Ciudad Real), mientras que sólo dos de cada diez residen en otras dos (Cuenca y Guadalajara).

Cuando se analiza la densidad de población, es una característica relevante la reducida densidad de población en CLM (21,5 hab./Km^2), muy por debajo de la media nacional (78,4 hab./Km^2) y de la Unión Europea (146,7 hab./Km^2), Castilla La Mancha es por ello la tercera región más despoblada de la Unión Europea, tras el Alentejo (Portugal) y las *Highlands* (Escocia).

El Instituto Nacional de Estadística muestra en el censo del 1 de noviembre de 2001 los siguientes datos de la comunidad Autónoma de Castilla La Mancha:

Castilla La Mancha	Provincia	Capital
Albacete	364.835	148.934
Ciudad Real	478.957	63.251
Cuenca	200.346	46.341
Guadalajara	174.999	68.248
Toledo	541.379	68382
Total	1.760.516	

Tabla XXV : Población en Castilla La-Mancha.

Saldo migratorio

Castilla-La Mancha, desde mediados del siglo XX, cuando alcanza su techo demográfico de más de dos millones de habitantes, comienza un proceso de emigración (en el que sólo entre 1950 y 1979 pierde en términos absolutos más de 300.00 habitantes).

Evolución del saldo migratorio (miles).(1971-1991).Fuente Consejería de Economía y Hacienda. Anuario Estadístico de Castilla La Mancha 1990-1992.

	1971-75	1976-81	1981-86	1986-91
Albacete	-22,9	-7,5	-2,4	-7,2
Castilla La Mancha	-130,7	-52,1	-5,9	-37,2

Tabla XXVI : Tabla de evolución del saldo migratorio (1971-1991).

Esta tendencia se ha invertido y desde principios de la década de los noventa comienza un saldo migratorio positivo, de tal forma que en el decenio 1989-1999 presenta un saldo positivo de 19.066.

En el decenio 1989-1999, hacia Castilla La Mancha han inmigrado desde el extranjero 6.123 personas de la que 2.827 eran españolas y 3.296 extranjeras.

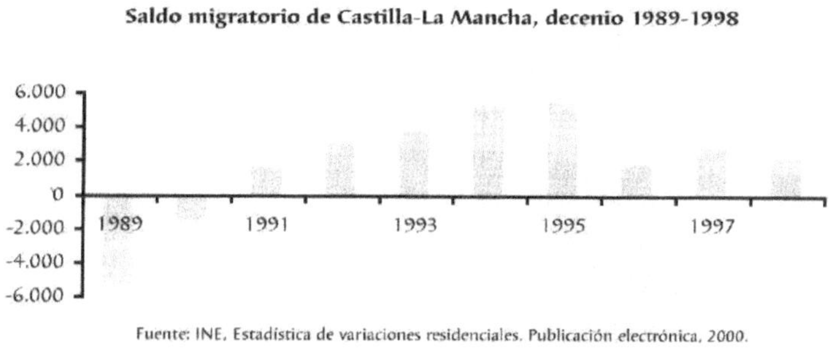

Figura 13 : Saldo migratorio en Castilla La Mancha, decenio 1989-1998.

Población de Albacete

Según el censo poblacional de 31 de Diciembre de 2001, Albacete tiene 364.836 habitantes (20,96 % de la población de Castilla La Mancha), con una densidad de 24,1 habitantes por km^2, muy inferior a la media nacional, con 78,4 hab./Km^2.

La población de Albacete es estacionaria, con dos períodos diferenciados:

a) en el período 70-81 experimenta una ligera perdida de población.
b) en el período 81-91 se observa una recuperación de población, aunque menor a la pérdida en el período anterior.

Albacete tiene un total de 87 municipios, 309 núcleos y pedanías y 15 mancomunidades de municipios. Del total de población aproximadamente el 95 % tiene una población menor de 10.000 habitantes, siendo un 15 % de estos de ámbito rural, un 23,2 % semirrural y el 61,5 % urbana.

La estructura de la población, según la renovación del Patrón Municipal de Habitantes, a 1 de mayo de 1996 es :

Grupo de edad	ALBACETE
0-14	65.603
15-64	234.170
65 y más años	59238
Total	359011

Tabla XXVII: distribución por edad.

La población relativa por grandes grupos de edad en 1996 (%) en Albacete era:

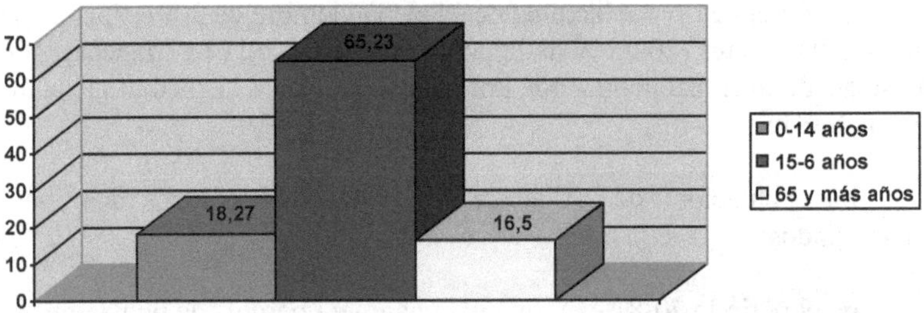

Figura 14 : Distribución por grupos de edad.

La pirámide de población muestra una base estrecha, debido a la reducción de la natalidad en la última década y un ensanchamiento de la pirámide en los grupos de adultos jóvenes, que coincide con el incremento de fecundidad de los años sesenta.

El crecimiento vegetativo en la provincia de Albacete se observa en la tabla siguiente:

Código	Población	Crecimiento vegetativo año 1.999
001	Abengibre	-5
002	Alatoz	0
003	Albacete	626
004	Albatana	-2
005	Alborea	-8
006	Alcadozo	-5
007	Alcala del Jucar	-7
008	Alcaraz	-7
009	Almansa	26
010	Alpera	5
011	Ayna	-12
012	Balazote	8
013	Balsa de Ves	-3
014	Ballesteros(El)	-2
015	Barrax	6
016	Bienservida	0
017	Bogarra	-9
018	Bonete	-1
019	Bonillo(El)	6
020	Carcelen	2
021	Casas de Juan Nuñez	1
022	Casas de Lázaro	-5
023	Casas de Ves	-17
024	Casas-Ibañez	-8
025	Caudete	10
026	Cenizate	2
027	Corral-Rubio	-5
028	Cotillas	0
029	Chinchilla de Monte-Aragón	14
030	Elche de la Sierra	-2
031	Ferez	-7
032	Fuensanta	-1
033	Fuente-Alamo	12
034	Fuentealbilla	0
035	Gineta(La)	-13
036	Golosalvo	-1
037	Hellín	63
038	Herrera(La)	-3
039	Higueruela	2
040	Hoya-Gonzalo	-2
041	Jorquera	-3
042	Letur	-1
043	Lezuza	-1
044	Lietor	-13
045	Madrigueras	-11
046	Mahora	-12
047	Masegosa	0
048	Minaya	-3
049	Molinicos	-15
050	Montalvos	-2

051	Montealegre del Castillo	-9
052	Motilleja	-3
053	Munera	-2
054	Navas de Jorquera	-2
055	Nerpio	-2
056	Ontur	-3
057	Ossa de Montiel	12
058	Paterna del Madera	-5
059	Peñascosa	-2
060	Peñas de San Pedro	-17
061	Pétrola	-9
062	Povedilla	-9
063	Pozohondo	-9
064	Pozo-Lorente	-4
065	Pozuelo	1
066	Recueja(La)	-2
067	Riopar	-5
068	Robledo	-5
069	Roda(La)	12
070	Salobre	-4
071	San Pedro	0
072	Socovos	-9
073	Tarazona de la Mancha	30
074	Tobarra	-11
075	Valdeganga	-4
076	Vianos	0
077	Villa deVes	-1
078	Viilalgordo del Jucar	-3
079	Villamalea	22
080	Villapalacios	-5
081	Villarrobledo	77
082	Villatoya	-1
083	Villavaliente	-5
084	Villaverde de Guadalimar	-4
086	Viveros	-5
087	Yeste	-14

Fuente: Instituto Nacional de Estadística
Tabla XXVIII: Crecimiento vegetativo. Año 1.999.

En la figura 16 se expone la evolución de las tasas de mortalidad, natalidad y crecimiento vegetativo en Castilla-La Mancha de 1975 a 1999

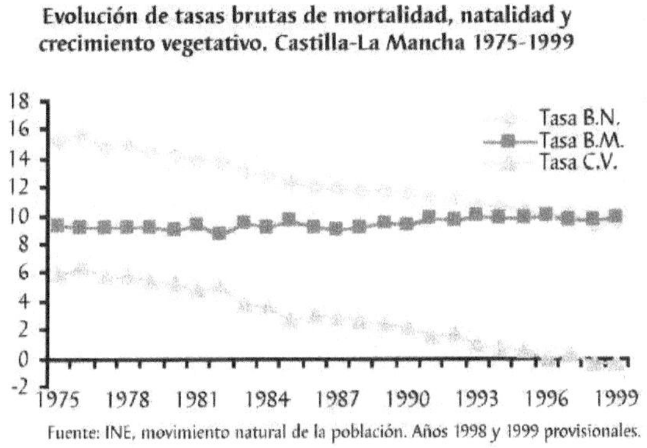

Tabla XXIX: Evolución de tasas de mortalidad, natalidad y crecimiento vegetativo en Castilla La-Mancha 1975-1999.

La tasa bruta de mortalidad por 1.000 habitantes en CLM en 2001 fue de 9,64 y en 1999 de 10,22.

La evolución sufrida desde 1975 al 2001, en la provincia de Albacete ha sido del 9,26 a 8,65 por 1000 habitantes y año. La tasa nacional ha sufrido un cambio de 8,36 a 8,91 en el mismo período de tiempo.

	1975	2001
Albacete	9,26	8,65
España	8,36	8,91

Tabla XXX: Tasa bruta de mortalidad por 1000 hab./año

INDICE	AB
ROSSET	22,0
ONU	17,5

Los índices de envejecimiento de población indican unas cifras altas de envejecimiento en la provincia de Albacete. España, con un 17,04 % se considera que tiene una población envejecida, superándose en más de 5 puntos la media nacional.

En cuanto al nivel de estudios de la población albaceteña, según el grafico que se detalla a continuación, el porcentaje de individuos con estudios es el siguiente:

Analfabetos	5,2 %
Sin estudios	31,9 %
Estudios 1° grado	29,8 %
Estudios 2° grado	28,7 %
Estudios 3° grado	4,3 %

Análisis de los recursos sanitarios en CLM

El Decreto 13/94 de Ordenación Sanitaria en Castilla La Mancha establece la delimitación de siete Áreas de Salud: Albacete, Ciudad Real, Cuenca, Guadalajara, Mancha Centro, Talavera de la Reina y Toledo, y considera a éstas como estructuras fundamentales del sistema sanitario.[144-147] Posteriormente, la Orden de la Consejería de Sanidad de 12 de agosto de 1996 establece la delimitación de 187 Zonas de Salud, como estructuras básicas del sistema sanitario público en la Región. Finalmente la Orden de 8 de enero de 2001 modifica el Mapa Sanitario de Castilla La Mancha, modificación que afecta a aquellas Zonas de Salud a las que se encuentra adscrita una población mayor de 25.000 habitantes, que por esta Orden . Son divididas en dos Zonas.

El primer nivel de asistencia al sistema público, es la Atención Primaria. Castilla-La Mancha se encuentra delimitada, territorialmente en 187 Zonas de Salud, de las cuales sólo 46 se consideran urbanas. La población es atendida en 184 Centros de Salud y en 1.086 Consultorios locales. La atención urgente se atiende a través de 174 Puntos de Atención Continuada.

En Albacete hay 35 Zonas de Salud, con 35 Centros de Salud, 154 Consultorios Locales y 30 Puntos de Atención Continuada. Con fecha 08/01/01 se crearon otras tres Zonas de Salud, así Albacete dispone en total de 38 Zonas de Salud.

La distribución de los recursos humanos (plantillas reales a 31 de diciembre de 2000) se representa en la siguiente tabla:

Personal sanitario	Albacete
Médicos	217
Pediatras	37
Enfermería	239
Aux. Enfermería	16
Personal no sanitario	
Aux. Administr.	67
Celadores	21
Personal de apoyo	
Matronas	13
Fisioterapeutas	10
Trab.Social	11
Odontólogos (Unidades SBD)	7

Tabla XXXI: Distribución de los recursos humanos Albacete. Año2000

En este nivel de Atención se encuentran integrados los sanitarios locales, escalas de médicos y enfermería, dependientes de la Junta de Comunidades de Castilla-La Mancha; en total 885 profesionales médicos y 624 ATS-DUE.

No han ejercido la opción de integrarse en el nuevo modelo 44 médicos (3,8 %), 9 ATS-DUE, 10 pediatras (6,6 %) y 8 matronas (19,5 %). Estos por tanto permanecen prestando sus servicios de acuerdo con el modelo tradicional.

Los recursos humanos a nivel de Atención Especializada en Albacete son 396 facultativos, incluidos especialistas de cupo y no incluidos los médicos Residentes. Los sanitarios no facultativos son 1.285 y los no sanitarios son 694, sumando en total de 2.375.

A finales de 1999 se implantó en Castilla-La Mancha un Servicio para la Atención a las urgencias y emergencias, el 112. Así, en Albacete el número de vehículos era de tres UVI móviles (Albacete, Almansa y Villarrobledo).

Estilos de vida en CLM

Los estilos de vida constituyen uno de los principales determinantes de la salud. Se determinan la alimentación y nutrición, la actividad física y el consumo de tabaco y alcohol.[138]

La dieta de los albaceteños es hiperlipídica, hiperproteica e hipoglucémica, según la encuesta de presupuestos familiares 1980-81 y el Informe de Alimentación en España 1991-92, con datos referidos a la Región.

Respecto a los hábitos alimentarios de la población, los estudios disponibles según la Encuesta Alimentaria de la población de Castilla-La Mancha en 1992 proporciona los siguientes resultados:

Se mantiene la costumbre de un desayuno escaso.

El consumo de productos frescos, concretamente verduras, frutas y pescado tiende a aumentar, aunque parecen existir importantes diferencias entre el medio rural y urbano. Sin embargo, el consumo de hortalizas y frutas aún es inferior a la media nacional.

En Albacete se consume bastante salazón, a la vez que se incrementa el consumo de alimentos de origen animal, con el consiguiente exceso de proteínas y grasas saturadas. Las carnes son las de cerdo y pollo.

Disminuye el consumo de legumbres.

Se observa un descenso continuado en el consumo de pan, arroz y cereales que es causa de déficit de carbohidratos asimilables y de fibra, aunque se está bastante por encima de la media de consumo de países industrializados.

Cada vez es mayor el consumo de productos transformados, sobre todo en Albacete capital y ciudades más grandes, distinguiendo los siguientes grupos: en los derivados cárnicos tanto los tradicionales (jamones, productos curados...), como los de nueva implantación (hamburguesas y salchichas) de gran implantación en la población infantil; las conservas de pescado; frutas y hortalizas en conserva o congeladas; galletas, bollería y pastelería con importante porcentaje de grasas saturadas en su composición; platos preparados y precocinados.

El consumo de vino disminuye en beneficio de la cerveza y otras bebidas alcohólicas de mayor graduación, sobre todo en adolescentes.

Respecto al ejercicio físico, según los datos proporcionados en la Encuesta Nacional de Salud en 1993, el 68 % de la población de 16 años o más declara no realizar ningún ejercicio físico en su tiempo libre, limitándose a realizar la actividad física de su ocupación laboral. El 65,70 % de los castellanos manchegos de 15 a 65 años ha fumado alguna vez, no existiendo diferencias importantes en este hábito con la población española (62,20 %).

Se encuentran diferencias en relación con la variable de género, así, mientras que el 77,20 % de los varones han consumido tabaco en alguna ocasión, sólo el 54,10 % de las mujeres manifiestan haber consumido del mismo. El 40,70 % de los castellanos- manchegos declara haber consumido tabaco en el último mes y un 33,70 % declara fumar diariamente, frente al 39,60 % y 32,90 %, respectivamente a escala nacional.

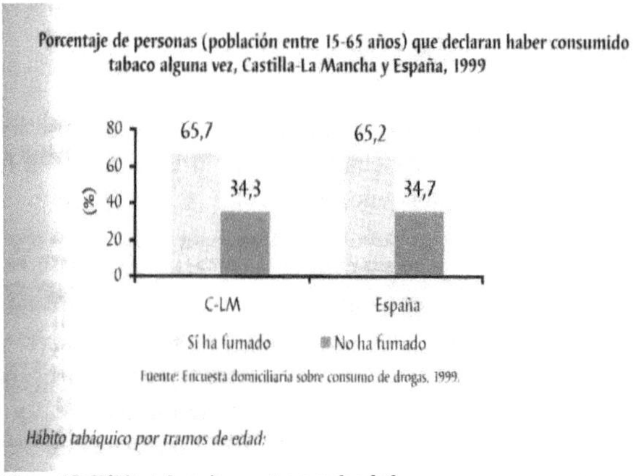

Figura 15: Hábito tabaquico por tramos de edad.

Cuando se analizan los hábitos tabáquicos por tramos de edad, se hallan los porcentajes más elevados del hábito de consumo en Castilla-La Mancha en el tramo de edad de 19-28 años (31,7 %) seguido del grupo de edad de 29-38 años (30,34 %). Por género esta proporción se mantiene para los varones (32,63 % entre 19-28 años), y varía para las mujeres, donde la mayor proporción de fumadoras se da en el grupo etario de 29-38 años con el 33,08 %.

Hábito tabáquico por grupos de edad y sexo, Castilla-La Mancha y España

	Castilla-La Mancha			España		
	Varones	Mujeres	Ambos sexos	Varones	Mujeres	Ambos sexos
De 15 a 18 años	7,37	9,02	8,05	6,17	7,46	6,8
De 19 a 28 años	32,63	29,32	31,27	25,11	29,27	27,12
De 29 a 38 años	28,42	33,08	30,34	29,63	32,11	30,83
De 39 a 48 años	13,68	15,79	14,55	16,98	17,92	15,79
49 y más años	17,89	12,78	15,79	22,11	13,23	12,78

Fuente: Encuesta domiciliaria sobre consumo de drogas, 1999.

Tabla XXXII: Hábito tabáquico por edad.

La proporción de mujeres castellano-manchegas que se inicia en el consumo de tabaco es superior a la de los varones en el grupo de edad más joven (9,02 % en mujeres frente a 7,37 % en varones), situación similar a la del resto de España.

En Castilla-La Mancha la edad media del hábito de fumar es menor conforme disminuye la edad, tendencia que se observa en ambos géneros. Las generaciones más jóvenes se inician antes en el hábito de fumar, con una edad media de inicio de 14,61 años.

Edad de inicio del hábito de fumar, por sexo y grupo etario. Castilla-La Mancha, 1999

	Varones	Mujeres
De 15 a 18 años	14,81	14,41
De 19 a 28 años	15,9	16,25
De 29 a 38 años	15,75	16,79
De 39 a 48 años	19,53	19,8
49 y más años	19,06	25,5

Fuente: Encuesta domiciliaria sobre consumo de drogas, 1999.

Tabla XXXIII: Edad de inicio de fumar.

Según la misma encuesta, el porcentaje de fumadores de Albacete está por debajo de la media nacional. Respecto a la anterior encuesta, de 1987, ha habido un descenso importante en el porcentaje de fumadores. Mientras la prevalencia de fumadores en los varones muestra una tendencia decreciente, en las mujeres es creciente; se estima que el tabaco fue responsable del 16 % de la mortalidad en Albacete.

El alcohol es la droga que registra un mayor nivel de consumo entre la población de Castilla-La Mancha, un 92 % de la población investigada de 15 a 65 años declara haberla consumido alguna vez (86,90 % en la población española).

Porcentajes de población por grupos etarios con consumo en los últimos 30 días, Castilla-La Mancha y España, 1999

	Castilla-La Mancha	España
15-18 años	49,94	49,82
19-28 años	82,17	71,2
29-38 años	78,4	65,91
39-48 años	65,52	64,68
49 o más años	51,15	51,23

Fuente: Encuesta domiciliaria sobre consumo de drogas, 1999.

Tabla XXXIV: Porcentajes de población por grupos etarios con consumo en los últimos 30 días.

El número de bebedores diarios se incrementa conforme aumenta la edad, registrándose los mayores consumos diarios en el grupo etario de 49 o más años.

Porcentajes de población por frecuencia semanal de consumo de alcohol, Castilla-La Mancha y España, 1999

	Castilla-La Mancha	España
A diario	14,23	12,3
5-6 días/semana	1,42	2,26
3-4 días/semana	8,13	5,44
1-2 días/semana	27,03	25,25
Menos 1 día/semana	26,02	28,27

Fuente: Encuesta domiciliaria sobre consumo de drogas, 1999.

Tabla XXXV: Consumo de alcohol y frecuencia semanal.

Un 62,30 % de los entrevistados en Castilla-La Mancha manifiesta haber consumido bebidas alcohólicas en los últimos 30 días con mayor frecuencia en el grupo de edad de 19-28 años, con un 82,7 % (71,20 % en España) e inferiores en el grupo de 15-18 años, 46,94 % (49,82 % en España).

Porcentajes de población por grupos etarios con consumo de fin de semana de alcohol, Castilla-La Mancha y España, 1999

	Castilla-La Mancha	España
15-18 años	32,65	26,46
19-28 años	39,53	38,4
29-38 años	32,8	26,13
39-48 años	17,24	21,44
49 o más años	11,45	11,59

Fuente: Encuesta domiciliaria sobre consumo de drogas, 1999.

Tabla XXXVI: Consumos de fin de semana.

En cuanto a la distribución semanal, ésta permite identificar un modelo de "fin de semana" del consumo de alcohol, mucho más enraizado entre los jóvenes (39,53 % en el grupo de 19-28 años), decreciendo conforme aumenta la edad.

La edad media en la que se inicia el consumo de alcohol es para la población de Castilla- La Mancha de 17,27 años (16,84 años en el resto de España), iniciándose casi dos años antes los varones (16,39 años) que las mujeres (18,33 años). Y al igual que ocurre con el inicio del hábito tabáquico, las generaciones más jóvenes se inician en edades más tempranas en el consumo de alcohol.

Edad media del inicio de consumo de alcohol, Castilla-La Mancha y España

	Castilla-La Mancha	España
De 15 a 18 años	14,69	14,7
De 19 a 28 años	16,05	15,92
De 29 a 38 años	16,83	16,83
De 39 a 48 años	17,61	17,26
49 y más años	19,52	18,77

Fuente: Encuesta domiciliaria sobre consumo de drogas, 1999.

Tabla XXXVII: Edad media de inicio al consumo de alcohol.

El consumo de tranquilizantes sin prescripción médica en 1999 alcanzó al 1,6 % de la población de Castilla-La Mancha frente al 2,05 % en España. La edad media de inicio de este consumo es de 36,55 años en la Región (26,71 años en España).

El porcentaje de personas que manifiestan consumir somníferos sin receta médica, en los últimos doce meses es de 0,80 % (1,28 % en España), situándose la edad media de inicio del consumo en 33,25 años (28,51 años en España).

Dentro del grupo de drogas ilegales, el cannabis, es la sustancia que mayor consumo presenta, 19,31 % de los castellanos-manchegos manifiesta haberla consumido alguna vez (21,12 % en España); con diferencias importantes de género, el 25,20 % de los varones frente al 13,41 % de las mujeres. Cuatro de cada cien castellanos-manchegos declaran haber consumido cannabis en los últimos treinta días, alcanzando el 8,53 % en el grupo de edad de 19-28 años.

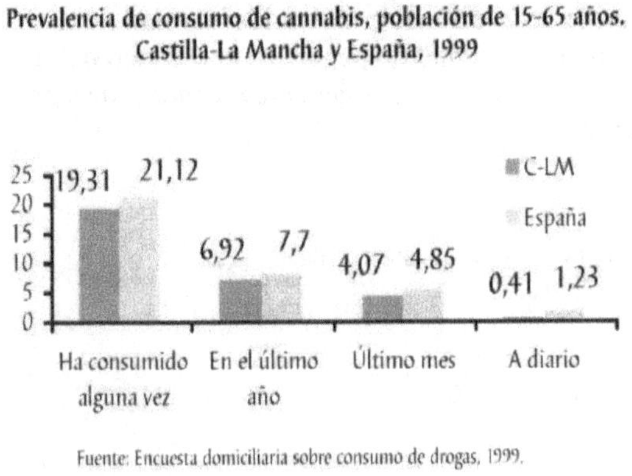

Figura 16: Prevalencia de consumo de cannabis.

Entre otras sustancias incluidas en esta encuesta, es la cocaína, con el 2,43 % la que mayor nivel de experimentación presenta, seguida de los alucinógenos con un 1,62 %, y de las anfetaminas, con un 1,61 %.

Porcentaje de personas que declaran haber consumido y edad media de inicio

	% consumidores		Edad media inicio	
	C-LM	España	C-LM	España
Cocaina	2,43	3,44	19,91	21,11
Alucinógenos	1,62	2,2	18,5	19,02
Anfetaminas, speed	1,61	2,54	18,12	19,1
Inhalantes	0,41	0,63	(*)	16,98
Heroína	0,2	0,55	(**)	19,05
Otros opiáceos	0,2	0,36	(***)	18,73
Base, basuco, crack	0	0,37	0	20,25

(*) (**) (**) Solo consta un caso de 15, 17, y 18 años de edad, respectivamente.

Fuente: Encuesta domiciliaria sobre consumo de drogas, 1999.

Tabla XXXVIII: Porcentaje de personas consumidoras y edad de inicio

Respecto al ejercicio físico, según los datos proporcionados en la Encuesta Nacional de Salud en 2001, casi el 50 % de la población se manifiesta sedentaria (el 14 % de los hombres y el 52 % de las mujeres). Por grupos de edad, el 38 % de los jóvenes y el 53 % de los mayores son sedentarios. El problema afecta en especial a las mujeres jóvenes, donde el 50 % reconoce que no practica actividad física, y a las mujeres de más de 65 años, con un 62 % de inactividad física.

Material de comunicación y Divulgación

Carteles

Se utilizó un tipo de cartel para la presentación y divulgación del programa y la encuesta en las Zonas de Salud predeterminadas, informando al ciudadano sobre el grupo de trabajo, patrocinadores y colaboradores, colocándolos en sitios estratégicos y bien visibles en cada localidad (figura 17).

Cartas

Se utilizaron dos tipos de cartas: a). Una primera (figura 18) en la que se hacía la presentación de las entidades organizadoras del programa y se hacía una referencia especial a la importancia de la prevención del cáncer colorrectal. b). Otra carta (figura 19), en la que se les informaba de la visita de un técnico para la realización de la encuesta de determinantes ambientales, agradeciéndoles de antemano la colaboración .

Encuesta

La encuesta de investigación fue diseñada por el grupo investigador asesorado por diversos expertos, sobre determinantes ambientales del cáncer de colon y recto y realizada por profesionales en encuestar a personas, previamente se depuró y se realizó una muestra para detectar problemas y unificar criterios.
(Figuras 20, 21 y 22).

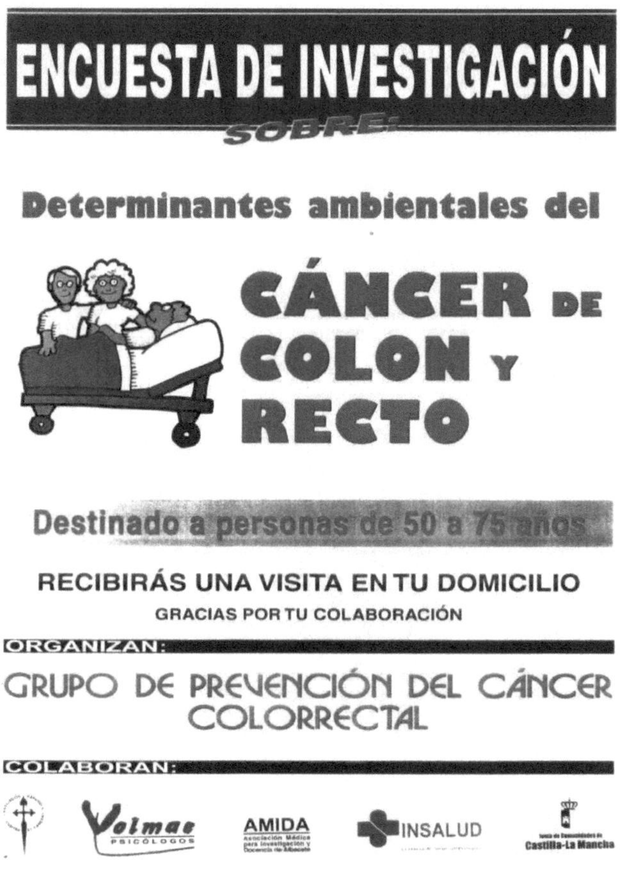

Figura 17: Cartel anunciador.

A.E.C.C.

ASOCIACIÓN ESPAÑOLA CONTRA EL CÁNCER
JUNTA PROVINCIAL DE ALBACETE
c/. Albarderos, 1 - Entreplanta
Teléfonos: 50 81 67 / 68
C.P. 02004 ALBACETE

GRUPO DE PREVENCIÓN DEL CÁNCER COLORRECTAL
C/. Ctra. Villamalea, s/n
02200 CASAS IBÁÑEZ

Estimado Sr. Delegado:

Por la presente el Grupo de Prevención del Cáncer Colorrectal de Albacete solicita vuestra colaboración y autorización para la realización de una encuesta que realizaremos en la provincia de Albacete.

Nuestro grupo de trabajo viene realizando su actividad desde su fundación en 1993,en colaboración con la Asociación Española contra el Cáncer y las administraciones sanitarias. Tratamos de investigar los estilos de vida y la dieta en nuestra provincia para valorar su influencia sobre estas enfermedades.

En la confianza de contar con su colaboración, reciba un cordial saludo,

En Albacete a 17 de Febrero de 2002

GRUPO DE PREVENCIÓN DEL CANCER COLORRECTAL

Figura 18 : Carta de presentación y de solicitud de autorización al Delegado de Sanidad Provincial.

ASOCIACIÓN ESPAÑOLA CONTRA EL CÁNCER
JUNTA PROVINCIAL DE ALBACETE
c/. Albarderos, 1 - Entreplanta
Teléfonos: 50 81 57 / 58
C.P. 02004 ALBACETE

Junta de Comunidades de
Castilla-La Mancha

GRUPO DE PREVENCIÓN DEL
CÁNCER COLORRECTAL
C/. Ctra. Villamalea, s/n
02200 CASAS IBÁÑEZ

Estimado Sr./a: El cáncer de Colon causa mas de 10.000 muertes al año en nuestro país, siendo la segunda causa de muerte por cáncer y cada año va aumentando.

Nuestro grupo desde su fundación en 1993, en colaboración con la Asociación Española contra el Cáncer y las administraciones sanitarias, trata de investigar las posibles causas por las que se produce este cáncer.

En los próximos días pasarán por su localidad un grupo de encuestadores para solicitar información sobre la dieta y los estilos de vida, que se creen importantes en la producción de este cáncer, y a los que agradeceríamos muchisímo que le prestasen la máxima colaboración.

En la confianza de contar con su colaboración para tan interesante causa, reciban un saludo cordial:

El Delegado de Sanidad
D. Emilio López Gallardo

ASOCIACIÓN ESPAÑOLA CONTRA EL CÁNCER
D. Andrés Sánchez Ortega

GRUPO DE PREVENCIÓN DEL CÁNCER COLORRECTAL

Figura 19 : Carta a los encuestados.

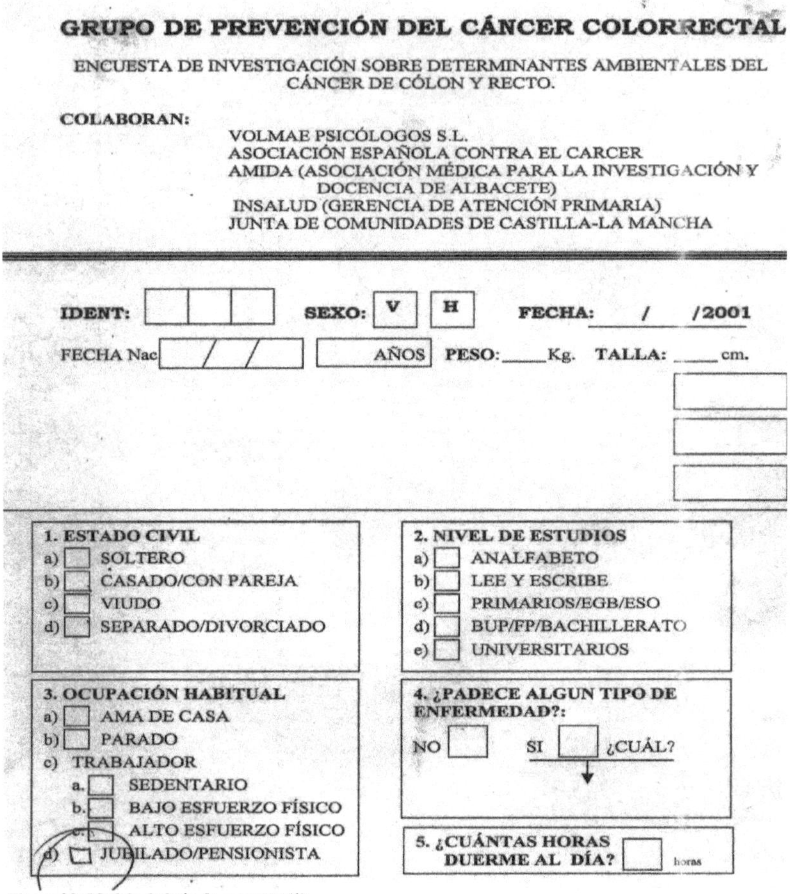

GRUPO DE PREVENCIÓN DEL CÁNCER COLORRECTAL

ENCUESTA DE INVESTIGACIÓN SOBRE DETERMINANTES AMBIENTALES DEL CÁNCER DE CÓLON Y RECTO.

COLABORAN:

VOLMAE PSICÓLOGOS S.L.
ASOCIACIÓN ESPAÑOLA CONTRA EL CARCER
AMIDA (ASOCIACIÓN MÉDICA PARA LA INVESTIGACIÓN Y DOCENCIA DE ALBACETE)
INSALUD (GERENCIA DE ATENCIÓN PRIMARIA)
JUNTA DE COMUNIDADES DE CASTILLA-LA MANCHA

IDENT: ☐☐☐ SEXO: V H FECHA: / /2001

FECHA Nac / / AÑOS PESO:____Kg. TALLA: ____ cm.

1. ESTADO CIVIL
   - a) ☐ SOLTERO
   - b) ☐ CASADO/CON PAREJA
   - c) ☐ VIUDO
   - d) ☐ SEPARADO/DIVORCIADO

2. NIVEL DE ESTUDIOS
   - a) ☐ ANALFABETO
   - b) ☐ LEE Y ESCRIBE
   - c) ☐ PRIMARIOS/EGB/ESO
   - d) ☐ BUP/FP/BACHILLERATO
   - e) ☐ UNIVERSITARIOS

3. OCUPACIÓN HABITUAL
   - a) ☐ AMA DE CASA
   - b) ☐ PARADO
   - c) TRABAJADOR
     - a. ☐ SEDENTARIO
     - b. ☐ BAJO ESFUERZO FÍSICO
     - c. ☐ ALTO ESFUERZO FÍSICO
   - d) ☐ JUBILADO/PENSIONISTA

4. ¿PADECE ALGUN TIPO DE ENFERMEDAD?:

   NO ☐ SI ☐ ¿CUÁL?

5. ¿CUÁNTAS HORAS DUERME AL DÍA? ☐ horas

Figura 20: Modelo de hoja de encuesta (1).

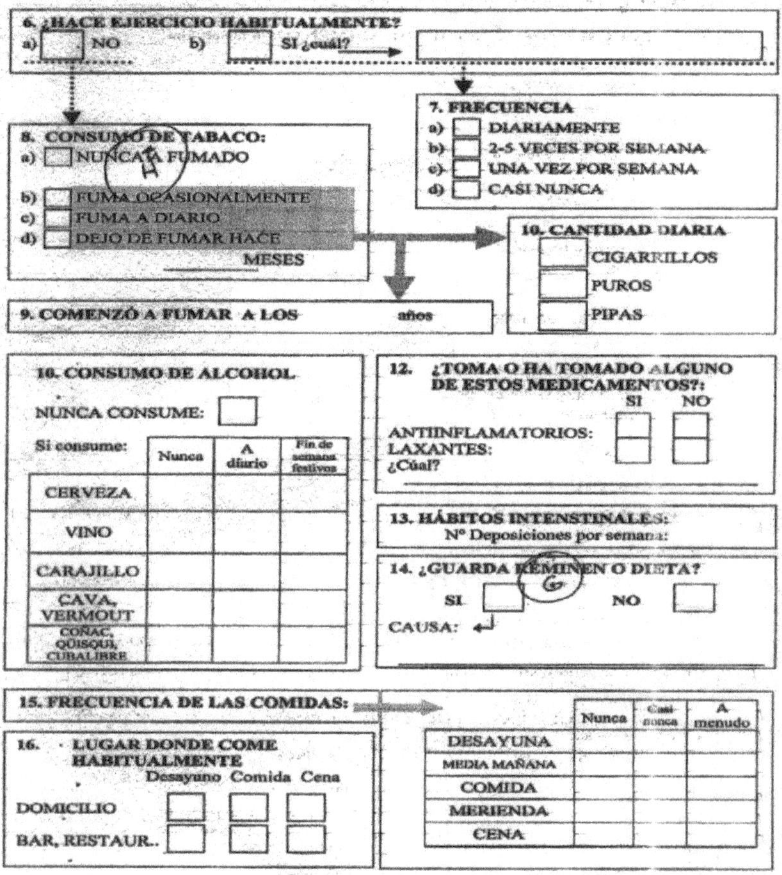

6. ¿HACE EJERCICIO HABITUALMENTE?
a) [ ] NO b) [ ] SI ¿cuál? → [ ]

7. FRECUENCIA
a) [ ] DIARIAMENTE
b) [ ] 2-5 VECES POR SEMANA
c) [ ] UNA VEZ POR SEMANA
d) [ ] CASI NUNCA

8. CONSUMO DE TABACO:
a) [ ] NUNCA A FUMADO
b) [ ] FUMA OCASIONALMENTE
c) [ ] FUMA A DIARIO
d) [ ] DEJO DE FUMAR HACE ______ MESES

10. CANTIDAD DIARIA
[ ] CIGARRILLOS
[ ] PUROS
[ ] PIPAS

9. COMENZÓ A FUMAR A LOS ______ años

10. CONSUMO DE ALCOHOL

NUNCA CONSUME: [ ]

Si consume:

	Nunca	A diario	Fin de semana festivos
CERVEZA			
VINO			
CARAJILLO			
CAVA, VERMOUT			
COÑAC, QÜISQUI, CUBALIBRE			

12. ¿TOMA O HA TOMADO ALGUNO DE ESTOS MEDICAMENTOS?:

	SI	NO
ANTIINFLAMATORIOS:	[ ]	[ ]
LAXANTES:	[ ]	[ ]

¿Cúal? ______

13. HÁBITOS INTENSTINALES:
Nº Deposiciones por semana:

14. ¿GUARDA RÉMINEN O DIETA?
SI [ ] NO [ ]
CAUSA: ______

15. FRECUENCIA DE LAS COMIDAS:

	Nunca	Casi nunca	A menudo
DESAYUNA			
MEDIA MAÑANA			
COMIDA			
MERIENDA			
CENA			

16. LUGAR DONDE COME HABITUALMENTE

	Desayuno	Comida	Cena
DOMICILIO	[ ]	[ ]	[ ]
BAR, RESTAUR..	[ ]	[ ]	[ ]

Figura 21: Modelo de hoja de encuesta (2).

17. FRECUENCIA DE CONSUMO DE ALIMENTOS a la semana:

	A diario	3/6 días	1 / 2 días	Casi nunca
Leche y derivados				
Pan normal				
Pan integral				
Bollería, pastelería				
Galletas				
Pasta, arroz				
Huevos, tortilla				
Pescado blanco				
Pescado azul				
Legumbres				
Verduras, ensalada				
Frutas				
Aceite (oliva, girasol)				
Mantequilla, margarina				
Embutidos				
Carnes				

18. CONSUMICIONES AL DÍA DE:

CAFÉ SOLO ☐ CAFÉ CON LECHE ☐ TÉ ☐ OTRAS INFUSIONES ☐

19. CONSUMO DE AGUA DIARIO:

MENOS DE 1 LITRO: ☐ ENTRE 1 y 2 LITROS ☐ MÁS DE 2 LITROS ☐

¿TOMA O HA TOMADO EN LOS ÚLTIMOS 6 MESES...

20 ALGÚN COMPLEJO VITAMÍNICO: SI ☐ NO ☐ NO SABE ☐

21. ALGÚN SUPLEMENTO DE FIBRA: SI ☐ NO ☐ NO SABE ☐

22. ¿TIENE ALGÚN FAMILIAR CON CANCER O QUE HAYA FALLECIDO POR ESTA CAUSA?

SI ☐ **NO** ☐ **FIN**

Parentesco: .... TIPO DE CÁNCER: ....

Parentesco: .... TIPO DE CÁNCER: ....

Parentesco: .... TIPO DE CÁNCER: ....

Parentesco: .... TIPO DE CÁNCER: ....

Figura 22: Modelo de hoja de encuesta (y 3).

Censos municipales

Se ha utilizado el Censo Provincial de Albacete de 1991 y los Censos Municipales de las localidades pertenecientes a las Zonas de Salud y los listados de tarjetas sanitarias. De éstos, se tomaron los sujetos entre 50 y 75 años, que corresponden a la edad de estudio.

Campaña publicitaria

A través de los medios de comunicación de ámbito provincial se realizó una campaña informativa del proyecto del estudio. Los medios de comunicación, tanto escritos, como visuales y auditivos fueron:

- La Tribuna de Albacete
- La Verdad (figura 24 y 25)
- TV Albacete
- Cope Albacete
- RNE en Albacete

Empresa encuestadora

Se contactó con una empresa externa acreditada y especializada en realizar encuestas poblacionales para realizar la encuesta del estudio: Volmae psicólogos S.L.

Medios informáticos

Se utilizó el programa informático SPSS v10

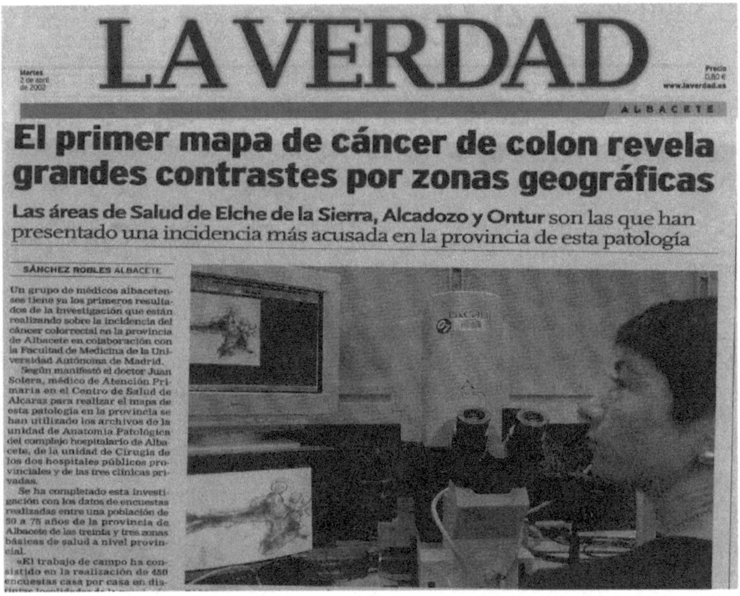

Martes
2 de abril
de 2002

LA VERDAD

Precio
0,80 €
www.laverdad.es

ALBACETE

El primer mapa de cáncer de colon revela grandes contrastes por zonas geográficas

Las áreas de Salud de Elche de la Sierra, Alcadozo y Ontur son las que han presentado una incidencia más acusada en la provincia de esta patología

SÁNCHEZ ROBLES ALBACETE

Un grupo de médicos albacetenses tiene ya los primeros resultados de la investigación que están realizando sobre la incidencia del cáncer colorrectal en la provincia de Albacete en colaboración con la Facultad de Medicina de la Universidad Autónoma de Madrid.

Según manifestó el doctor Juan Solera, médico de Atención Primaria en el Centro de Salud de Alcaraz para realizar el mapa de esta patología en la provincia se han utilizado los archivos de la unidad de Anatomía Patológica del complejo hospitalario de Albacete, de la unidad de Cirugía de los dos hospitales públicos provinciales y de las tres clínicas privadas.

Se ha completado esta investigación con los datos de encuestas realizadas entre una población de 50 a 75 años de la provincia de Albacete de las treinta y tres zonas básicas de salud a nivel provincial.

«El trabajo de campo ha consistido en la realización de 450 encuestas casa por casa en dis-

Figura 23: recorte de prensa provincial.

horas de sueño, consumo de bebidas alcohólicas, antecedentes genéticos en relación con el cáncer colorrectal, actividades físicas que desarrolla la persona encuestada, medicación y consumo de laxantes», dijo el doctor Solera, integrante de este grupo investigador formado además por los doctores Pedro Tárraga, José Ocaña, Antonio Naharro, Ángel García y Miguel Cerdán, entre otros.

En cuanto a la distribución de zonas de máxima incidencia de esta patología maligna en la provincia, hay que destacar como primer resultado de este estudio que la zona de Elche de la Sierra, Alcadozo y Ontur registran un mayor número de casos con una tasa que es considerada como elevada con un porcentaje de 28,5 casos por cada cien mil habitantes.

En el otro opuesto en lo refe-

cer colorrectal con 28,5.

▶ **Menor incidencia:** Munera, Ossa de Montiel y Balozote son las zonas de menor porcentaje de la enfermedad con 5,8 casos por cien mil.

«Esta variabilidad que observamos en distintos puntos y zonas de la provincia de Albacete nos hizo proyectar una investigación más selectiva para averiguar entre otros aspectos las posibles influencias en algo tan llevado y traído como son los estilos de vida y las dietas de las personas en el cáncer colorrectal», afirmó el doctor Juan Solera.

Se trata en definitiva de contrastar estos datos al máximo y una vez que se obtengan todos los resultados de los diferentes apartados de la encuesta hacer un con-

hay que destacar que la zona de salud de Albacete capital registra un resultado de 10,98 casos por cien mil habitantes, Alcadozo contabiliza un 28, 34 con esta misma referencia del número de habitantes; Alcaraz, 16,1, mientras que en Almansa la proporción es del 15,1, similar a lo que ocurre en El Bonillo con un porcentaje idéntico. Parecida situación se obtiene en Bonete con 15,8 por cien mil habitantes, bajando dos puntos en Bogarra, pues se registró un 13,6 y la menor en Balazote con un total del 6,5 por cien mil.

Analizarán con nuevas técnicas a familiares de pacientes oncológicos

S. R. ALBACETE

El grupo de investigación que está realizando varios trabajos sobre la incidencia del cáncer colorrectal en la provincia, que cuenta con la colaboración del doctor Damián García Olmo, de la Facultad de Medicina de la Universidad Autónoma de Madrid tiene el proyecto de realizar un complejo estudio utilizando las últimas técnicas en familiares de enfermos que han padecido esta patología maligna.

En este sentido, la intención es realizar una determinación a través de un análisis de sangre de la predisposición genética a padecer esta enfermedad de familiares directos de los pacientes que la han sufrido en la provincia, según indicaron varios de los responsables de este estudio que se está efectuando en la provincia de Albacete.

Es una manera realmente importante de realizar al mismo tiempo tareas de prevención de la enfermedad y llegado el caso de que se produjera atajarla con distintas técnicas existentes al objeto de lograr un mayor porcentaje de curaciones.

Hay que añadir también que el cáncer colorrectal constituye uno de los tumores malignos más frecuentes en los países industrializados y genera una de las principales causas de mortalidad por cáncer. «A pesar de los grandes avances de los medios diagnósticos y de los tratamientos desarrollados durante los últimos años, su mortalidad no ha disminuido significativamente. De ahí, la gran importancia que tiene la prevención y dentro de ella, la primaria», manifestó el doctor Juan Solera.

Indicó que la variabilidad que presentan la incidencia y la prevalencia del cáncer colorrectal de una determinada área geográfica a otra es lo que sugiere la posible influencia de los factores ambientales en el desarrollo de esta neoplasia.

«Si se analizan los datos de la Comunidad Europea, la tasa de incidencia más frecuente de los cánceres tanto en varones como en mujeres es del 32, 2 y 25,5 por cada cien mil habitantes. Las variaciones geográficas tanto en mortalidad como en incidencia es tan importantes que se observa a los países de influencia anglosajona con un alto predominio», indicó el doctor Solera.

Los datos más cercanos a la provincia de Albacete respecto a la incidencia de esta enfermedad se encuentran en Murcia con un tasa de varones de 23,8 por cada cien mil habitantes y en mujeres de 19,4, con una tasa media de 21,5.

La última incidencia del cáncer de colon que se tiene referencia en la provincia de Albacete fue de 531 casos, de los que la mayoría de ellos fueron en varones con el 54,9 por cada cien mil habitantes, mientras que en las mujeres fue menor con un 45,1. La edad media fue de 71 años en un porcentaje que llegó hasta el 95% de los que se diagnosticaron y se trataron.

Figura 24: recorte de prensa provincial.

METODOS

Estudio de la incidencia del CCR

Previamente, antes de valorar la relación de los distintos factores de riesgo para el CCR en la provincia de Albacete, se revisaron informes clínicos de todos los cánceres de colon y recto intervenidos o diagnosticados en los hospitales de la provincia de Albacete desde 1991 a 1997, ambos inclusive, a fin de determinar las tasas de incidencia de CCR, en la provincia de Albacete. Se analizaron todos los informes de :

Las principales fuentes de información de Registro de Cáncer en Albacete (RCAB) son:

Hospital General Universitario de Albacete:
- Servicio de Anatomía Patológica
- Servicio de Hematología
- Servicio de Documentación y Archivos
- Servicio de Oncología
- Servicio de Dermatología

Hospital de Hellín:
- Servicio de Anatomía Patológica
- Servicio de Hematología
- Servicio de Documentación y Archivos

Clínica Santa Cristina
Clínica Nuestra Señora del Rosario
Ibérica de Diagnóstico y Cirugía S.A.
Laboratorio de Anatomía Patológica del Dr. Iñiguez de Onzoño.
Dirección Provincial del Insalud: propuestas de desplazamiento a centros de otras provincias para diagnóstico y/o tratamiento de cáncer.
Médicos de Atención Primaria
Certificados de Defunción.

Las variables estudiadas han sido:

Datos del sujeto: Nombre y apellidos, género, fecha de nacimiento, número de afiliación a la Seguridad Social, municipio y provincia de referencia, fecha y causa de defunción.

Datos del tumor: localización, descripción histológica, estadio, fecha de incidencia, base diagnóstica más válida, existencia de otras neoplasias primarias.

Datos de las clínica, Referencia / Número de informe anatomopatológico.

La información mínima para considerar un caso como registrable incluye las siguientes variables fuentes de información: identificación de las fuentes consultadas, número de historia: nombre y apellidos, año de diagnóstico y residencia en la provincia de Albacete.

Captación de la población a encuestar

A modo de introducción del trabajo, como método de participación y concienciación del problema del CCR, se realizó una solicitud a los Ayuntamientos según el grado de incidencia del CCR a nivel provincial, solicitando el censo poblacional para realizar el estudio.

El procedimiento que se siguió fue, esquemáticamente: Primero.- Según el número de habitantes de 50 o más años y la incidencia del cáncer colorrectal en la provincia se hizo el cálculo del tamaño de la muestra con un nivel de confianza del 95 % y un error alfa de 0,005, resultando una muestra de n=450 personas a encuestar. De éstas, 225 personas pertenecían a la zona de alta incidencia del CCR y 225 a la zona de baja incidencia del CCR. Segundo.- Se seleccionó la muestra entre la población mayor de 50 años de las Zonas Básicas de Salud mediante muestreo aleatorio sistémico, y Tercero.- Se envió una carta de presentación del equipo de investigación, informando del proyecto de trabajo que se iba a realizar en la provincia de Albacete. Todo ello avalado por los responsables provinciales de Sanidad y del Insalud (hoy SESCAM), así como por el presidente de la Asociación Española de la Lucha Contra el Cáncer en Albacete.

En una segunda entrega postal se informa de la visita de un especialista en encuestas.

Se reunieron el equipo investigador y la empresa encuestadora en varias ocasiones para concretar y planificar el trabajo. Se estimó el tiempo en realizar el trabajo de campo, dos meses.

Previamente, se contactó con todos los Centros de Salud, médicos y/o enfermería, informando del trabajo que se va iba a realizar y del envío de la cartelería a aquellos Centros seleccionados según el grado de incidencia del CCR.

Recaptación

Se acuerda con los encuestadores que en caso de no estar presente la persona seleccionada según el muestreo, por razones de fallecimiento, cambio de domicilio, no querer realizar la encuesta u otras razones, se volvería al domicilio y se pasaría al siguiente de la lista.

Análisis de la muestra

La entrega de las encuestas se realizó en el tiempo y forma acordados para su análisis. Clasificadas según el grado de incidencia de CCR y Zonas de Salud determinadas para su estudio estadístico.

La lectura de los resultados de las encuestas y el análisis estadístico fueron realizados por el equipo de investigación para evitar el sesgo de lectura.

Análisis de variables

Se analizaron los siguientes parámetros:

Estado civil
Ocupación habitual
Nivel de estudios
Enfermedad actual
Horas de sueño al día
Ejercicio físico y frecuencia
Consumo de tabaco
Consumo de alcohol
Consumo de medicamentos
Hábitos intestinales

Dieta
Frecuencia de consumo de alimentos
Consumo de café, agua, vitaminas y fibra
Antecedentes familiares de cáncer

Se hizo un análisis de las variables estudiadas en la encuesta con las Zonas de Salud de máxima y mínima incidencia de CCR en la provincia de Albacete.

Esquema del desarrollo

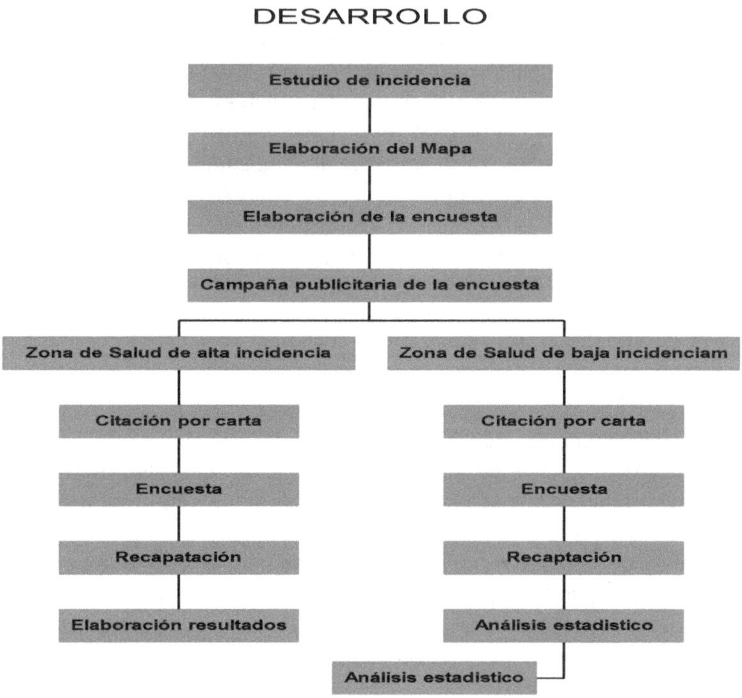

Análisis estadístico

Se trata de un estudio de observación, descriptivo y analítico, de sección transversal. Las variables cualitativas se exponen como valor exacto y en porcentaje, las cuantitativas como media y desviación estándar (DE). La comparación entre medias se realizó a través de la prueba *t de Student* para grupos independientes o la *U de Mann-Whitney* si las condiciones de normalidad (aplicación del test de *Kolmogorov-Smirnoff o de Shapiro Willks*) no se cumplían. En las variables cualitativas, la prueba de ji al cuadrado.

Con objeto de identificar las variables que permiten hacer una mejor valoración de porqué una zona presenta una frecuencia mayor de cáncer que otra, se estableció un modelo de regresión logística en la que los parámetros β se estimaron con el método de la máxima verosimilitud. Dado que el número de sujetos participantes no es muy elevado y en algunas variables la proporción de sujetos está muy próxima a los extremos del intervalo (0,1), la introducción de muchas variables podrían enmascarar el proceso de modelado y facilitar la aparición de estimaciones no fiables. Por ello, se estableció un criterio de *screening* aplicando regresiones logísticas "univariantes" de cada variable independiente con la variable dependiente (incidencia alta o baja de cáncer) excluyendo del modelo aquellas variables que presentan valores de P mayores o iguales a 0,25. Además quedaron incluidas en el modelo otras variables que sin alcanzar este valor han demostrado su asociación con el cáncer. De aquellas variables que exploraban una misma situación (relacionadas con el tabaco o el alcohol, por ejemplo), se eligieron las que implican mayor calidad (fiabilidad y exactitud de las medidas), objetividad y simplicidad.

Las variables independientes incluidas en el modelo final han sido: edad, género, índice de masa corporal, nivel de estudios, intensidad de actividad física realizada, presencia o no de algún tipo de enfermedad, ejercicio físico practicado, paquetes de cigarrillos/año como mejor expresión del hábito de fumar, consumo de alcohol, número de deposiciones por semana, si el paciente sigue alguna dieta, frecuencia de consumo (FC) de pasta y arroz, de huevos o tortilla, FC de pescado blanco, de pescado azul. FC de legumbres, de verduras y ensaladas, de frutas, de embutidos, de carne, consumo de agua y presencia de algún familiar de cáncer. En este modelo final se ha utilizado el procedimiento de inclusión por pasos (FORWARD *stepwise*) en el que se incluían las variables que cumplen el criterio de inclusión (PIN) $\leq$ 0,05. Un valor de p$\leq$ 0,05 se consideró significativo. El análisis de los datos se ha realizado en el *sowftware* SPSS (SPSS para Windows 10.1, SPSS Inc. Chicago, IL)

RESULTADOS

MAPA DE INCIDENCIA DEL CCR EN ALBACETE

Incidencia del cáncer colorrectal en la provincia de Albacete

Durante el período de estudio, últimos (1 de Enero de 1.994 a 31 de Diciembre de 2000), se han diagnosticado 531 casos de CCR, de los que 291 (54,99 %) eran hombres y 240 (45 ,1 %) mujeres, con una tasa media de 15,9 por 100.000 hab./año.

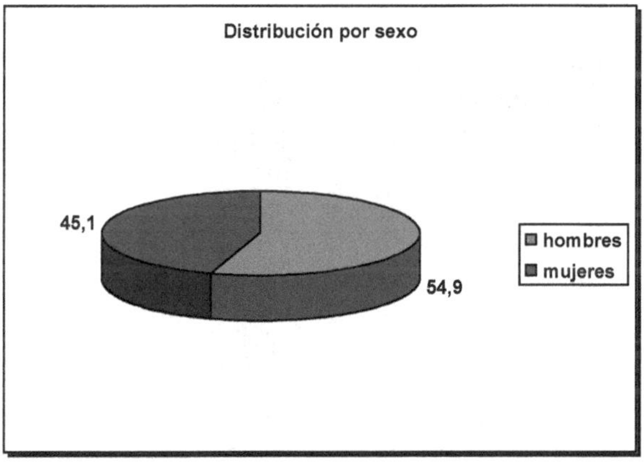

Figura 25: Distribución por sexo.

La tasa de incidencia en la provincia de Albacete resultó ser de 15,94 por 100.000 h /año. En la figura 26 se puede observar la distribución de la incidencia del CCR en las Zonas Básicas de Salud de la provincia de Albacete.

Centro de Salud	Tasa de incidencia 100.000h/año
Albacete	10,98
Alcadozo	28,34
Alcaraz	16,1
Almansa	15,1
Balazote	6,5
Bogarra	13,6
Bonete	15,8
El Bonillo	15,1
Casas Ibáñez	17,1
Casas de Juan Núñez	16,1
Caudete	8,1
Chinchilla	10,1
Elche de la Sierra	30,3
Hellín	22,9
Madrigueras	26,1
Munera	5,1
Ontur	26,9
Ossa de Montiel	5,9
La Roda	15,2
Riopar	17,7
Socovos	9,1
Tarazona	23,4
Tobarra	23,1
Villarrobledo	9,8
Yeste	9,2

Figura 26: Distribución por Zonas de Salud.

Los resultados indicaron como zonas de mayor incidencia a Elche de la Sierra con una tasa de 30,2 por 100.000 hab./año, seguida de Alcadozo con

28,3 por 100.000 hab./año y Ontur con 26,9 por 100.000 hab./año. Las zonas de menor incidencia son Ossa de Montiel con un 5,9 y en Munera con 5,1 por 100.000 hab./año. Balazote con 6,5 por 100.000 hab./año.

Cuando se comparan las tasas medias de las zonas de alta incidencia y las de mínima incidencia se observa un contraste significativo (Tabla XXXIX).

ZONA BASICA DE SALUD	Tasa de incidencia 100.000 hab./año	ZONA BASICA DE SALUD	Tasa de incidencia 100.000 hab./año
Elche de la Sierra	30,3	Munera	5,1
Alcadozo	28,3	Osa de Montiel	5,9
Ontur	26,9	Balazote	6,5
Tasa media	28,5	Tasa media	5,8

Tabla XXXIX: Tabla de mayor y menor incidencia en las Zonas de Salud.

Mapa de CCR en Albacete

De los resultados obtenidos en la distribución de las incidencias en la provincia de Albacete, se puede dibujar el mapa de CCR de la figura 26, donde se observa el contraste existente en el territorio de la provincia, siendo en las zonas del sur-oeste de la provincia la incidencia más elevada que en el noreste.

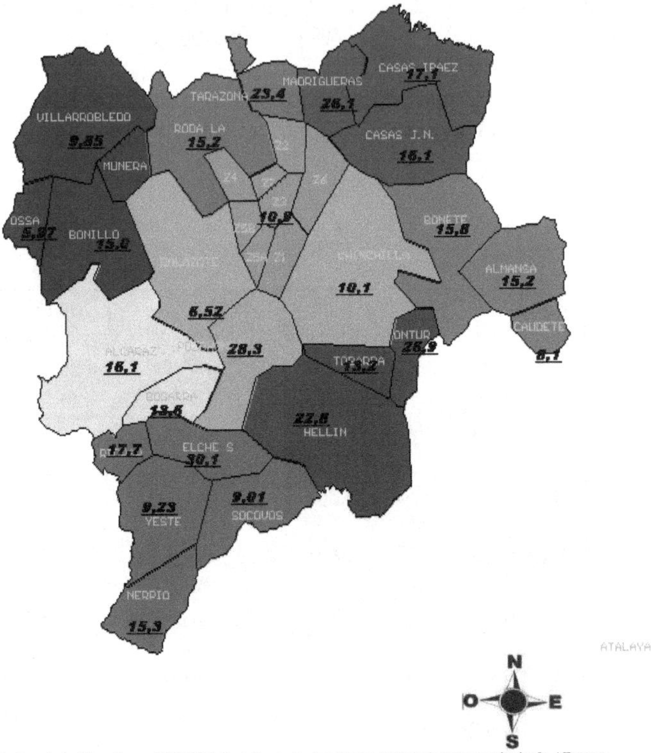

Figura 26: Mapa de la tasa de incidencia por 100.000 hab. /año según las Zonas de Salud en la provincia de Albacete.

Análisis descriptivo de la muestra

De las 450 personas seleccionadas, completaron correctamente la encuesta 414, el 92 %. La distribución por género es de 43,1 % de hombres y 56,9 % de mujeres (Figura 27). La edad media de 60,07 +/- 6,84 años (IC 95%: 66,06-68,09) para los varones y 66,97 +/- 7,37 (IC 95 %: 66,02-67,92) para las mujeres.

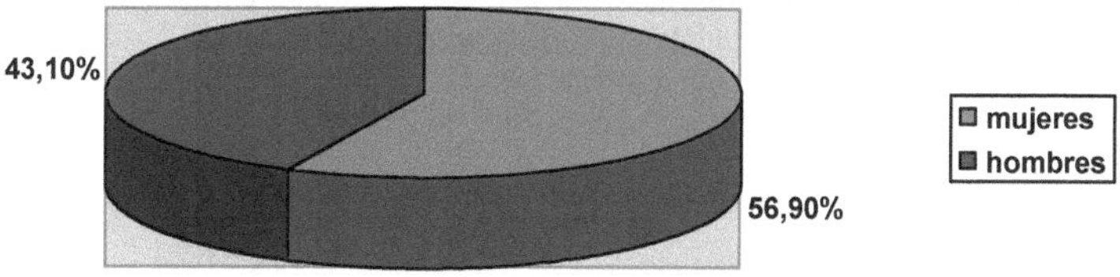

Figura 27: Distribución de género en la muestra de encuestados del estudio.

Grupo	Media	DE
General	67,01	7,13
Hombres	67,07	6,84
Mujeres	66,97	7,37

Tabla XL: Resultados descriptivos de la variable edad aislada y en cada grupo de género.

La muestra de encuestados presentó un peso medio de 72,57+/-11,83 Kg y una talla media de 161,24+-7,91 centímetros, lo que origina un Índice de Masa Corporal (IMC) medio de 28,07+/-4,49 Kg/m^2 (Tabla XLI).

	Media	Desv. típica
PESO	72,575	11,8379
TALLA	161,24	7,906
IMC	28,066	4,4890

Tabla XLI : Resultados descriptivos de las variables peso, talla e IMC.

El 80 % de los encuestados estaban casados/as (figura 30), un 80,2 % saben leer y escribir pero sin estudios primarios (se puede observar que el 94,9 % de la muestra acumula encuestados analfabetos o sin estudios pero saben leer y escribir) y tan sólo el 0,5 % (2 casos) tenían estudios superiores. El 43,7 % eran jubilados y el 41,8 % amas de casa.

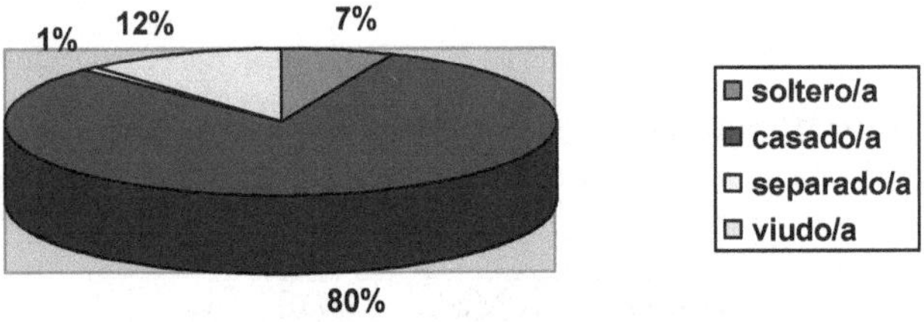

Figura 28: Porcentaje del "estado civil" de los encuestados.

	Frecuencia	Porcentaje
Analfabetos	61	14,7
Lee y escribe	332	80,2
Primarios/EGB/ESO	16	3,9
BUP/FB	3	,7
Universitarios	2	,5
Total	414	100,0

Tabla XLII: Frecuencias del "nivel de estudios" de los encuestados.

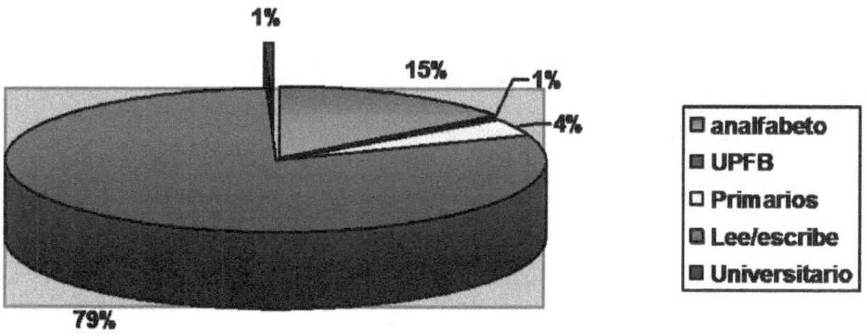

Figura 28: Distribución por nivel de estudios.

	Frecuencia	Porcentaje
Ama de casa	173	41,8
Parado/a	4	1,0
Trabajador sedentario	10	2,4
Trabajador bajo EF	16	3,9
Trabajador alto EF	29	7,0
Jubilado/a	181	43,7
Total	413	99,8
Sistema	1	,2
	414	100,0

Tabla XLIII: Frecuencia de "ocupación habitual de los encuestados".

Se encontró que el 77,8 % de los pacientes padecían algún tipo de enfermedad, siendo la hipertensión, la categoría "1" como la enfermedad más frecuente (30,0 %), mientras que en segundo lugar se observó la categoría "0" ninguna enfermedad con el 60,8 %.

	Frecuencia	Porcentaje
NO	92	22,2
SI	322	77,8
Total	414	100,0

Tabla XLIV : Frecuencia de pacientes con alguna enfermedad en la encuesta.

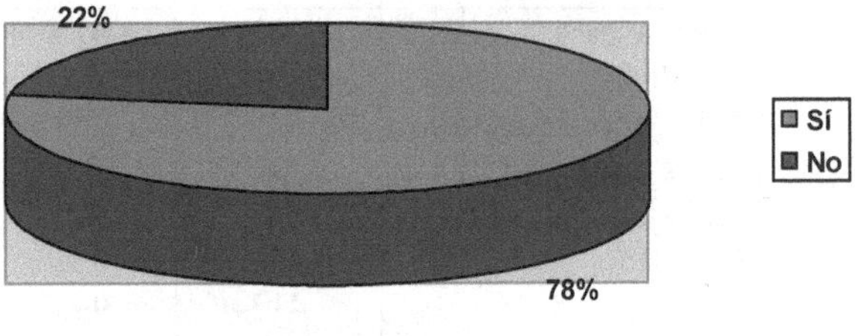

Figura 29: Porcentaje de pacientes con alguna enfermedad en la encuesta.

Análisis descriptivo de las variables

Actividad diaria y hábitos alimenticios

Ejercicio físico

La muestra de encuestados mostró una media de horas de sueño de 7,19+/-1,71 horas. Realizan ejercicio físico habitualmente el 68,0 % (272 casos) de la muestra, siendo la actividad de andar en el 91,1 % de los que realizan ejercicio (con 3 casos que no concretaron en esta variable). Mayoritariamente, si se practicaba ejercicio físico habitualmente, se realizaba con una frecuencia diaria (72,0 %) o entre 2 y 5 veces por semana (23,2 %), acumulando el 95,2 % de los encuestados estas frecuencias de práctica.

Tabla XLV: Frecuencia de ejercicio físico habitual.

	Frecuencia	Porcentaje
NO	140	33,8
SI	272	65,7
Total	412	99,5
Sistema	2	,5
	414	100,0

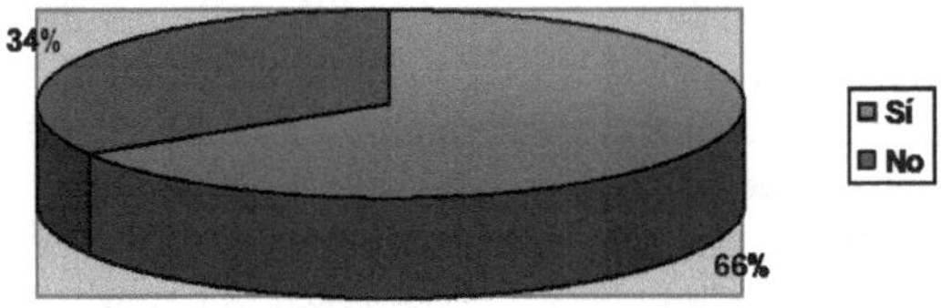

Figura 30: Porcentaje de ejercicio habitual

	Frecuencia	Porcentaje
Diario	195	47,1
2-5Semana	63	15,2
1Semana	6	1,4
Casi nunca	7	1,7
Total	271	65,5
Sistema	143	34,5
	414	100,0

Tabla XLVI: Descripción del tipo de ejercicio físico habitual

	Frecuencia	Porcentaje
Andar	245	59,2
Correr	2	,5
Bicicleta	3	,7
Otros	5	1,2
Labores de campo	14	3,4
Total	269	65,0
Sistema	145	35,0
	414	100,0

Tabla XLVII: Descripción del tipo de ejercicio físico habitual.

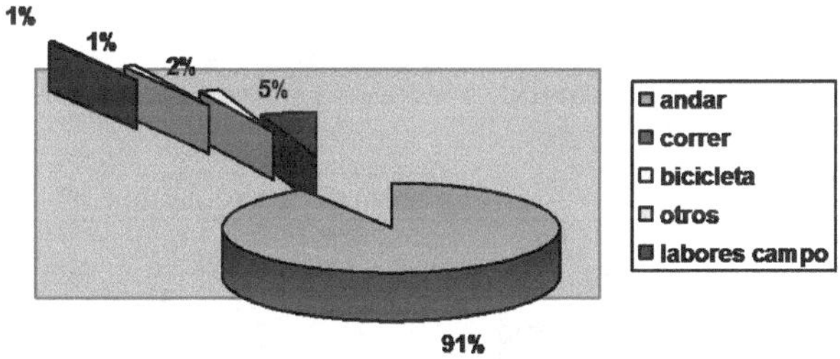

Figura 31: Descripción del tipo de ejercicio físico habitual.

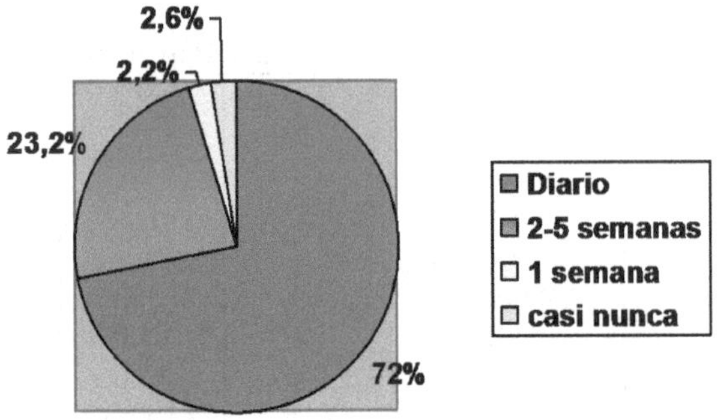

Figura 32: Descripción de la frecuencia de ejercicio físico practicado.

Tabaquismo

El 72,2 % de los encuestados de la muestra no eran fumadores; el 10,2 % eran fumadores habituales y el 18,4 % ex fumadores

Tabla XLVII: Frecuencia del hábito tabáquico.

	Frecuencia	Porcentaje
NO	290	70,0
Ocasional	5	1,2
Diario	42	10,1
Lo dejó	76	18,4
Total	413	99,8
Sistema	1	,2
	414	100,0

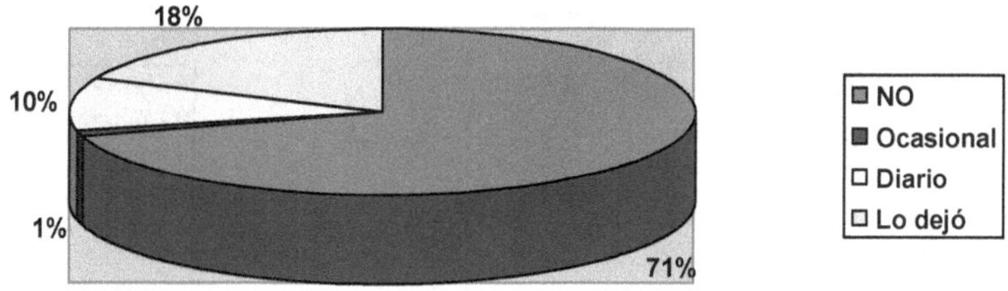

Figura 33: Porcentaje de fumadores.

De los que fumaban en ese momento o lo habían dejado, se obtuvo una media de consumo de unidades diarias de 19,56+/-15,32. En cuanto al tipo de consumo, predominó de forma clara el de cigarrillos (70,7 %), frente al de cigarros puros (25,7 %) o el de pipa (3,6 %) .

	Frecuencia	Porcentaje
Cigarrillos	292	70,5
Cigarro	106	25,6
puros	15	3,6
Pipas	413	99,8
Total	1	,2
Sistema	414	100,0

Tabla XLVIII: Tipo de consumo en el hábito tabáquico.

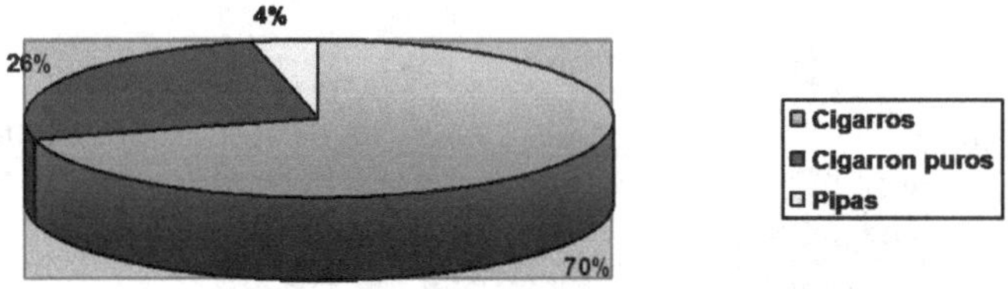

Figura 34: Porcentaje del tipo de consumo en el hábito tabáquico.

Los encuestados fumadores o exfumadores comenzaron a fumar a los 18,26 +/- 4,87 años de edad de media. Así mismo, en los exfumadores, se obtuvo una media de 131,41 +/-106,00 meses, dándose un encuestado con 66 años que comenzó a fumar a los 20 años y hace 40 que es exfumador, por lo que se deduce que sólo fumó durante aproximadamente 6 años (es el caso más extremo).

Alcohol

De los 414 encuestados, el 35,1 % de pacientes eran bebedores (con un caso no definido). De los bebedores, el mayor consumo fue de vino, con una media de 114,34 +/-98,91 consumiciones, seguido por la cerveza, con una media de 41,12 +/-47,81 consumiciones.

Tabla XLIX: Frecuencia de consumo de alcohol

	Frecuencia	Porcentaje
NO	268	64,7
SI	145	35,0
Total	413	99,8
Sistema	1	,2
	414	100,0

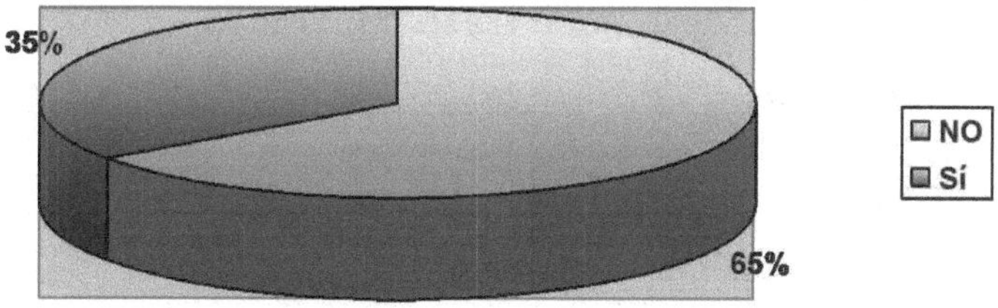

Figura 35: Porcentaje de consumo de alcohol.

	N	Mínimo	Máximo	Medio	Desv.típ.
CERVEZA	144	0	210	41,12	47,809
VINO	143	0	700	114,34	98,906
CARAJILLO	145	0	112	6,95	18,956
CAVA/VERMUT	145	0	105	,72	8,720
DESTILADOS	145	0	280	10,76	44,660

Tabla XLX: Consumo explícito de los bebedores.

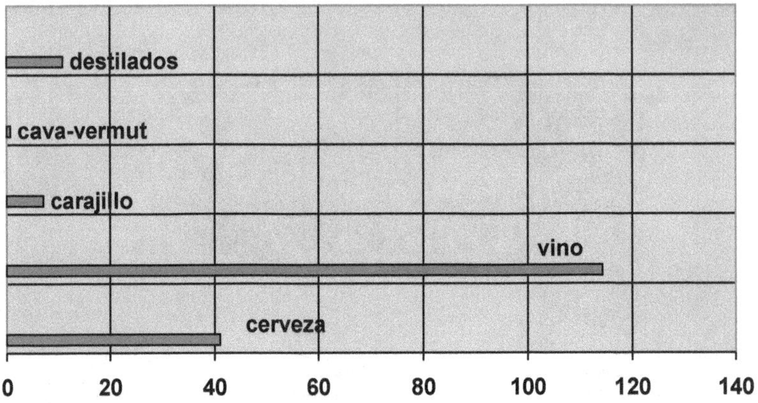

Figura 36: Consumo explícito de los bebedores

Consumo de AINES y laxantes

En relación con el consumo de AINEs y laxantes, destacan los AINES en el 14,5 % de la muestra; 79,7 % no tomaba ninguna medicación de la aquí indicadas.

	Frecuencia	Porcentaje
NINGUNO	329	79,5
AINE	60	14,5
LAXANTE	11	2,7
LOS DOS	13	3,1
Total	413	99,8
Sistema	1	,2
	414	100,0

Tabla XLXI: Frecuencia de tipo de medicación.

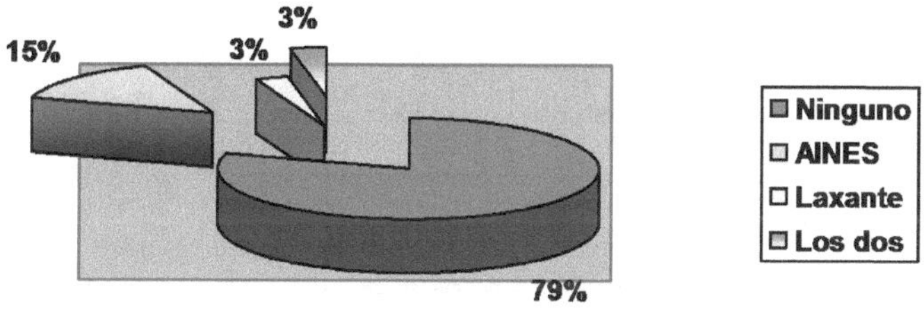

Figura 37: Porcentaje de tipos de medicación.

Hábitos intestinales

La media de deposiciones por semana en la muestra de encuestados fue de 8,15+/-3,48. Sin embargo, si se realiza una tabla de frecuencias de esta variable (considerándola categórica) se aporta nueva información. En este sentido, se encontró que la frecuencia semanal mayoritaria se correspondió con 7 deposiciones (66,7 %) seguida del 16,6 % de encuestados con 14 deposiciones.

	Frecuencia	Porcentaje
0	8	1,9
2	5	1,2
3	5	1,2
4	11	2,7
5	7	1,7
6	5	1,2
7	273	65,9
8	1	,2
10	16	3,9
12	4	1,0
14	68	16,4
16	2	,5
17	1	,2
21	2	,5
30	409	,2
Total	5	98,8
Sistema	414	1,2
		100,0

Tabla XLXII: Frecuencia deposiciones semanales en los encuestados de la muestra.

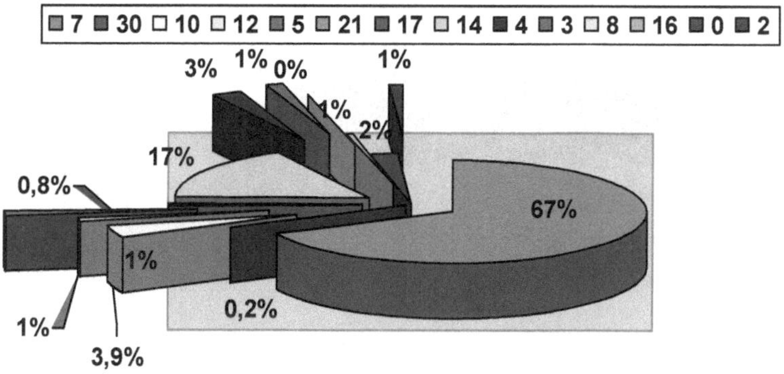

Figura 38 : Porcentaje de deposiciones semanales en los encuestados en la muestra.

De la muestra de encuestados, el 35,0 % seguían algún tipo de dieta o régimen. De los que seguían dieta, un 84,1 % tuvieron un motivo de régimen "2" siendo éste mayoritario.

Tabla XLXIII: Frecuencia de pacientes que siguen algún tipo de dieta o régimen.

	Frecuencia	Porcentaje
NO	269	65,0
SI	145	35,0
Total	414	100,0

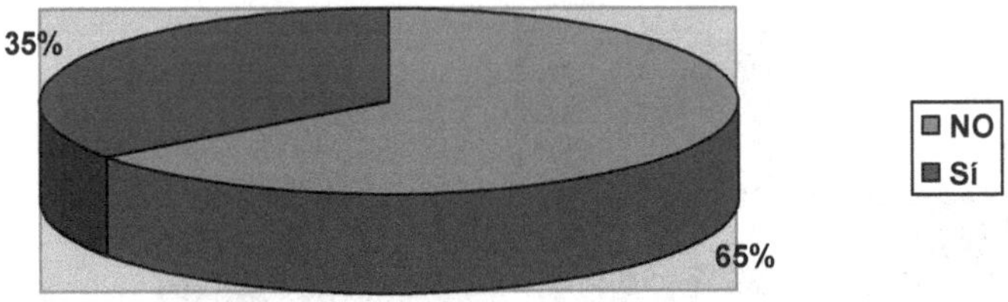

Figura 39: Porcentaje de pacientes que siguen algún tipo de dieta o régimen.

Tabla XLXIV Frecuencia de motivos de seguimiento de dieta.

	Frecuencia	Porcentaje
No lleva	3	2,1
régimen	6	4,1
Obesidad	122	84,1
Enfermedad	7	4,8
Estética	6	4,1
Otros	144	99,3
Total	1	,7
Sistema	414	100,0

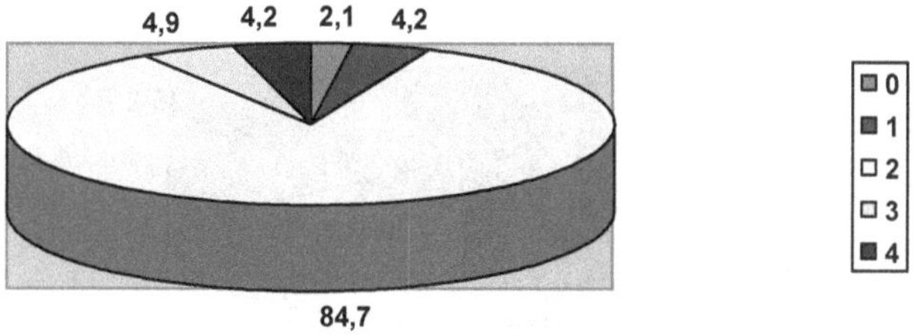

Figura 40: Porcentaje de motivos de seguimiento de dieta.
0= No lleva régimen , 1= Obesidad, 2= Enfermedad
3= Estética, 4= Otros

La variable "n" deposiciones, se puede cruzar por intervalos de edad con el fin de determinar si existe algún tipo de relación entre ambas variables. Se recodificó la edad en dos intervalos, encuestados hasta 65 años y encuestados mayores de dicha edad. El 36,5 % de los pacientes presentaron una igual o menor de 65 años, frente a un 63,0 % edad superior.

Tabla XLXV: Frecuencia por intervalos de edad descritos.

	Frecuencia	Porcentaje
<=65 años >65 años Total Sistema	150 261 411 3 414	36,2 63,0 99,3 ,7 100,0

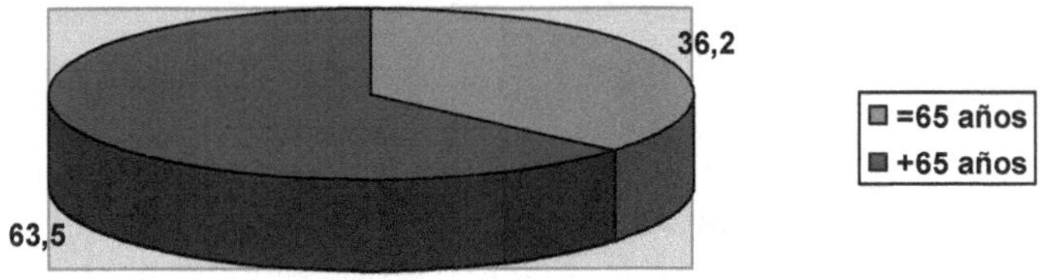

Figura 41: Porcentaje por intervalos de edad descritos

Cuando se cruzan ambas variables, se obtiene una media de deposiciones semanales en el grupo de encuestados hasta 65 años de 8,17+/-3,63 deposiciones, frente al grupo mayor de 65 años con una media de 8,12+/-3,39 deposiciones. Para contrastar estas medias observadas, se aplicó la prueba de *t-Student* para grupos independientes, observándose un resultado no significativo (t = 0, 152,405 gl, p = 0,880: cálculos para varianzas iguales) .

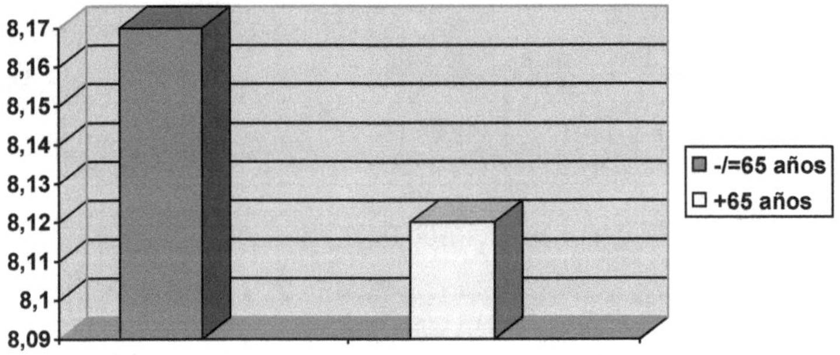

Figura 42: Medias +/-DE de nº deposiciones semanales por grupo de edad.

Alimentación

Se trata de una parte del estudio con un número de variables considerables que recoge muchos aspectos de los hábitos alimenticios de los encuestados. El orden viene marcado por el CRD de recogida datos.

La primera cuestión se refiere a la frecuencia de comidas, repartidas en desayuno, media mañana, almuerzo, merienda y cena. La categorización que determina la frecuencia va desde "nunca" a "siempre" con una categoría intermedia "a veces".

Se encontró que la mayoría de los encuestados realizan tres comidas diarias, es decir, desayuno, almuerzo y cena, mientras que alrededor del 50 % realizan una comida a media mañana o la merienda. Estas comidas las realizan habitualmente en el propio domicilio de forma mayoritaria.

	Nunca		A veces		Siempre	
	Frecuencia	%	Frecuencia	%	Frecuencia	%
Desayuno	24	5,8	17	4,1	373	90,1
Media mañana	231	55,8	79	19,1	104	25,1
Almuerzo	3	0,7	1	0,2	410	99,0
Merienda	198	47,8	102	24,6	114	27,5
Cena	2	0,5	3	0,7	409	98,8

Tabla XLXVI: Frecuencias por comidas a lo largo del día de los encuestados de la muestra.

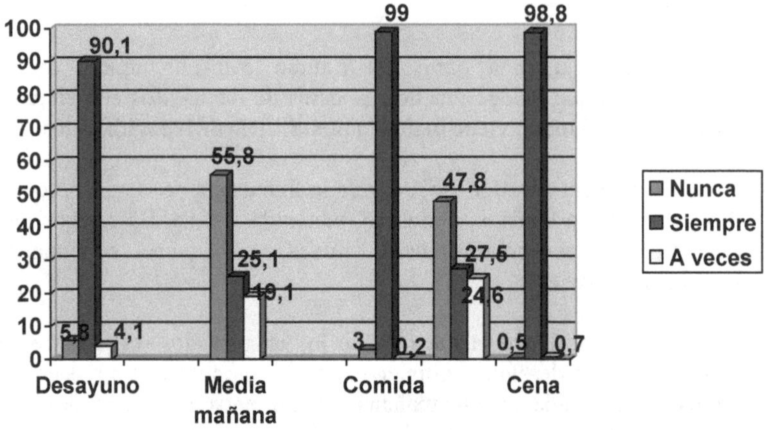

Figura 43 : Porcentaje por tipo de comida a lo largo del día de los encuestados de la muestra.

	Frecuencia	Porcentaje
Todas las comidas en domicilio	394	95,2
Comida y cena en restaurante	1	,2
Desayuno en restaurante	13	3,1
Otras variaciones	6	1,4
Total	414	100,0

Tabla XLVII: Frecuencias de lugares habituales de las comidas.

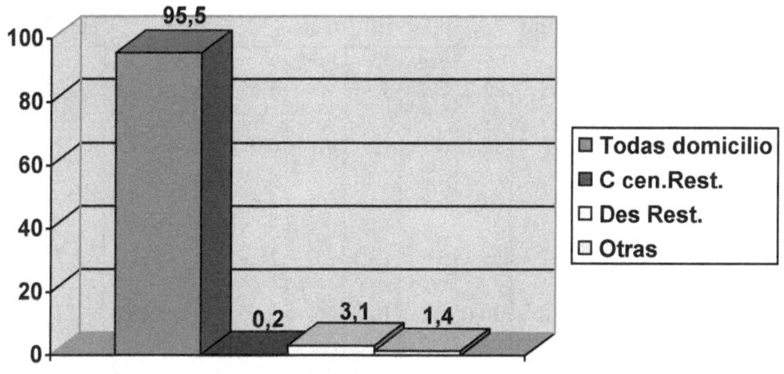

Figura 44: Porcentajes de lugares habituales de las comidas.

Se encontró una muestra de encuestados con hábitos alimenticios prácticamente sanos, dado que predominó el porcentaje de casos con consumo de leche, pan, verduras, frutas y aceite diariamente, con consumo de pescados (ambos tipos equilibrados) cada 1-2 días, así como las legumbres, y con consumo de carne cada 3-6 días mayoritariamente .

	0		A diario		3/6 días		½ días		Casi nunca		Mis sing
	Frec	%	Frec	%	Frec	%	Frec	%	Frec	%	
Leche	14	3,4	345	83,7	22	5,3	15	3,6	16	3,9	2
Pan normal	10	2,4	392	95,1	6	1,5	0	0,0	4	1,0	2
Pan integral	314	83,3	15	4,0	6	1,6	6	1,6	36	9,5	37
Bollería..	103	25,3	102	25,1	54	13,3	77	18,9	71	17,4	7
Galletas	137	34,3	120	30,0	42	10,5	46	11,5	55	13,8	14
Pasta,arroz	3	0,7	0	0,0	90	21,7	316	76,3	5	1,2	0
Huevos,tortilla	21	5,2	3	,7	65	16,0	266	65,4	52	12,8	7
Pescado blanco	11	2,7	6	1,4	65	15,7	308	74,4	24	5,8	0
Pescado azul	16	3,9	3	0,7	40	9,7	318	76,8	37	8,9	0
Legumbres	7	1,7	7	1,7	125	30,2	264	63,8	11	2,7	0
Verduras.	4	1,0	284	68,8	77	18,6	41	9,9	7	1,7	1
Frutas	3	0,7	379	91,8	17	4,1	5	1,2	9	2,2	1
Aceite	7	1,7	399	96,6	3	0,7	2	0,5	2	0,5	1
Mantequilla...	302	80,1	3	0,8	2	0,5	18	4,8	52	13,8	37
Embutidos	58	14,2	39	9,6	55	13,5	132	32,4	124	30,4	6
Carnes	6	1,4	54	13,0	209	50,5	127	30,7	18	4,3	0

Tabla XLXVIII: Frecuencia de consumo de alimentos

Se encontró que los encuestados de la muestra tuvieron un consumo de café sólo de 0,29+/-0,64, café con leche de 0,40+/-0,61, té de 0,02+/-0,13 (menor consumo) y otras infusiones de 0,30+/-0,63, diariamente.

	N	Mínimo	Máximo	Media	Desv.típ
Café solo	414	0	5	,29	,645
Café con leche	413	0	3	,40	,610
Té	414	0	1	,02	,129
Otras infusiones	414	0	7	,30	,633

Tabla XLXIX: Medias de consumo de café-té.

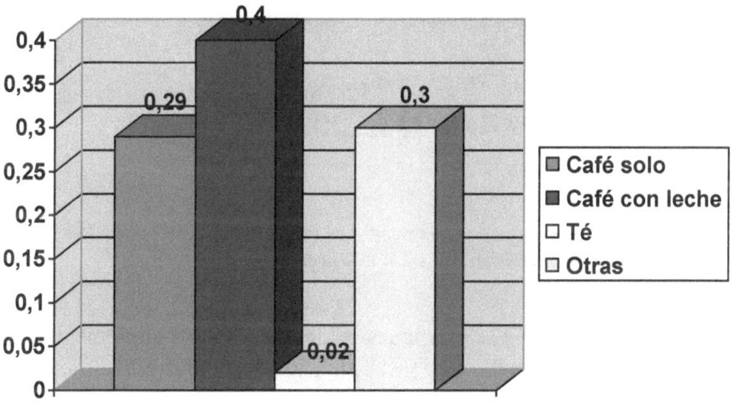

Figura 45: Medias de consumo de café-té.

Como se observa, la media de consumo de bebidas excitantes, café o té no muy alta. Sin embargo, existió un 44,4 % de encuestados que consumían entre 1 y 2 litros de agua al día y un 16,7 % más incluso.

Tabla XLXX: Frecuencia de consumo de agua diariamente.

	Frecuencia	Porcentaje
<1 litro	161	38,9
1-2	184	44,4
litros	69	16,7
>2 litros	414	100,0
Total		

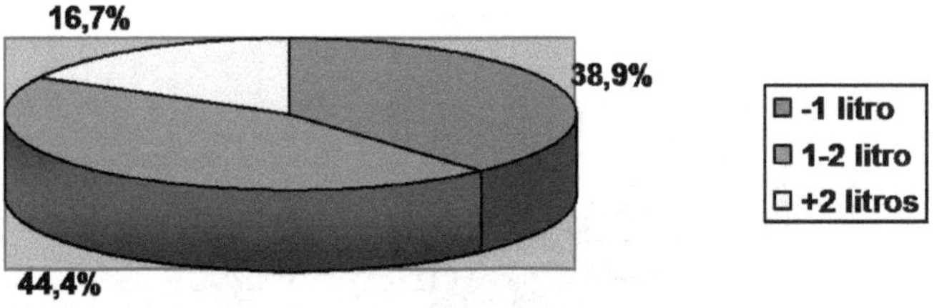

Figura 46: Porcentaje de consumo de agua diariamente.

Tan solo el 3,9 % de la muestra de encuestados suplementaba su dieta con algún complejo vitamínico y el 1,0 % lo hacía con fibra alimentaria.

	Frecuencia	Porcentaje
NO	397	95,9
SI	16	3,9
Total	413	99,8
Sistema	1	0,2
	414	100,0

Tabla XLXXI: Frecuencia de consumo de complejos vitamínicos.

	Frecuencia	Porcentaje
NO	408	98,6
SI	4	1,0
Total	412	99,5
Sistema	414	100,0

Tabla XLXXII: Frecuencias de suplementos de la dieta con fibra.

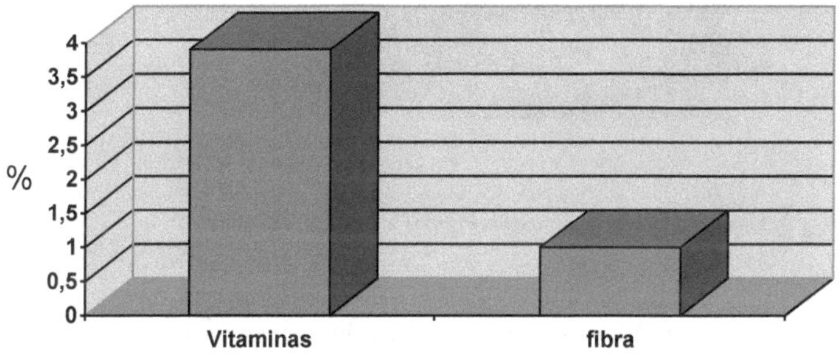

Figura 47: Porcentaje de consumo de complejos vitamínicos o fibra alimenticia.

Antecedentes familiares de cáncer

Se encontró que el 44,4 % de los encuestados tenían antecedentes familiares de algún tipo de cáncer. La relación de parentesco primaria o secundaria así como los tipos de cáncer, se encuentran recogidos en las tablas XLXXIII, XLXXIV y XLXXV

	Frecuencia	Porcentaje
NO	230	55,6
SI	184	44,4
Total	414	100,0

Tabla XLXXIII: Frecuencia de familiares de los encuestados con cáncer

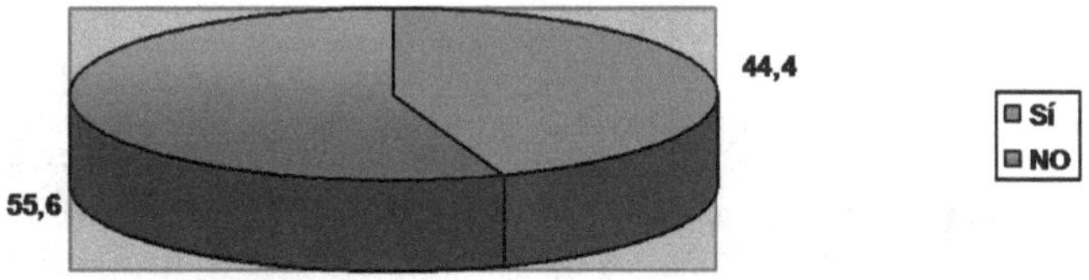

Figura47: Porcentaje de familiares de los encuestados con cáncer.

Tabla XLXXIV: Frecuencias de familiares de primer orden con cáncer.

Cáncer	Frecuencia	Porcentaje
Pulmón	59	32,1
Mama	26	14,1
Colon-recto	29	15,8

El cáncer que con mayor frecuencia se asocia al colorrectal en los familiares directos de los encuestados, son el de mama, digestivo, pulmón y vías aéreas superiores

	Frecuencia	Porcentaje
Pulmón	16	8,7
Mama	25	13,6
Próstata	14	7,6
Digestivo	55	29,9
Vías superiores	19	10,3

Tabla XLXXV: Frecuencias de los tipos de cáncer de los familiares de primer orden .

Cuando se asocia el tipo de cáncer con familiares de segundo orden, no se encuentra relación alguna con ningún tipo de cáncer.

ANÁLISIS BIVARIANTE CON LA VARIABLE INCIDENCIA DEL CANCER COLORRECTAL

En este apartado, se trata de comprobar qué variables de las existentes en la encuesta, se asocian a la prevalencia de "cáncer".[151-156] Las variables predictores que se han considerado hasta llegar al presente modelo han sido: edad, género, índice de masa corporal, nivel de estudios, intensidad de la actividad física realizada, presencia o no de algún tipo de enfermedad, ejercicio físico practicado, paquetes año como mejor expresión del hábito de fumar, consumo de alcohol, número de deposiciones por semana, si el paciente sigue alguna dieta, frecuencia de consumo de pasta y arroz, de huevos o tortilla, de pescado azul, de legumbres, de verduras y ensaladas, de frutas, de embutidos, de carne, consumo de agua y presencia de algún familiar con cáncer.

Las variables seleccionadas han sido las siguientes:

*Género
*Estado civil
*Nivel de estudios
*Ocupación habitual
*Número de deposiciones
*Consumo de leche
*Consumo de pan
*Consumo de pasta

*Padece enfermedad
*Horas de sueño
*Ejercicio físico
*Consumo de tabaco
*Consumo de alcohol
*Consumo de AINEs y Laxantes
*Número de deposiciones
*Dieta
*Lugar de comida
*Consumo de café
*Antecedentes familiares
*Consumo de huevos
*Consumo de pescado
*Consumo de legumbres
*Consumo de verduras
*Consumo de frutas
*Consumo de aceite de oliva
*Consumo de mantequilla
*Consumo de embutidos
*Consumo de agua
*Consumo de fibra

CCR-Género

Al relacionar la variable incidencia del CCR con el género, se puede observar cómo se encuentra una significación asintótica (bilateral) con $p < 0,340$, no significativo, sin presentar diferencias tanto en un caso como en otro.

Incidencia de cáncer	Hombre	Mujer
Baja	56,1 (%)	60,8 (%)
Alta	43,9(%)	41,2(%)

Tabla XLXXVI: Frecuencia de CCR y género.

CCR-Estado civil

Al relacionar la incidencia de cáncer con el estado civil de la muestra, no hay asociación alguna con los diferentes subgrupos independientes siendo la $p < 0,558$. (Ver tabla XLXXVII):

ESTADO CIVIL

Incidencia Cáncer	Soltero (%)	Casado (%)	Viudo (%)	Separado (%)
Baja	60,7	57,7	66,0	33,3
Alta	39,3	42,3	34,0	66,7

Tabla XLXXVII: Frecuencia de CCR y estado civil.

CCR-Nivel de estudios

Al analizar la relación entre la variable principal y los distintos subgrupos del nivel de estudios, no se encontraron diferencias significativas a ($p < 0,588$).

Tabla XLXXVIII: Frecuencia de CCR y estudios.

Incidencia Cáncer	Analfa-beto (%)	Lee y escribe (%)	Est.Prima-rios (%)	Bachille-rato (%)	Universit. (%)
Baja	66,1	58,1	50,0	33,3	50,0
Alta	33,9	41,9	50,0	66,7	50,0

CCR-Ocupación

La variable categórica no tiene significación estadística con los subgrupos de la ocupación habitual de la muestra,($p < 0,323$), aunque se puede destacar la baja incidencia en el subgrupo de las amas de casa, así como en aquellos que realizan trabajos de alto esfuerzo (Tabla XLXXIX).

Incidencia de cáncer	No padece enfermedad	Sí padece enfermedad
Baja	48,5 (%)	61,9(%)
Alta	51,5(%)	38,1(%)

OCUPACIÓN HABITUAL	Incidencia de cáncer bajo (%)	Incidencia de cáncer alto (%)
AMA DE CASA	60,3	39,7
PARADO	42,9	57,1
TRABAJO SEDENTARIO	40,0	60,0
T. BAJO ESFUERZO	62,5	37,5
T. ALTO ESFUERZO	75,0	25,0
JUBILADO /PENSIONISTA	56,7	43,3

Tabla XLXXIX: Frecuencia de CCR y ocupación.

CCR-Enfermedad

Se encontró una asociación estadísticamente significativa entre la incidencia de cáncer de colon y padecer enfermedad en el grupo seleccionado de mayor incidencia de cáncer de colon de la muestra (p< 0,019).

Tabla XLXXX: Frecuencia de CCR y enfermedad.

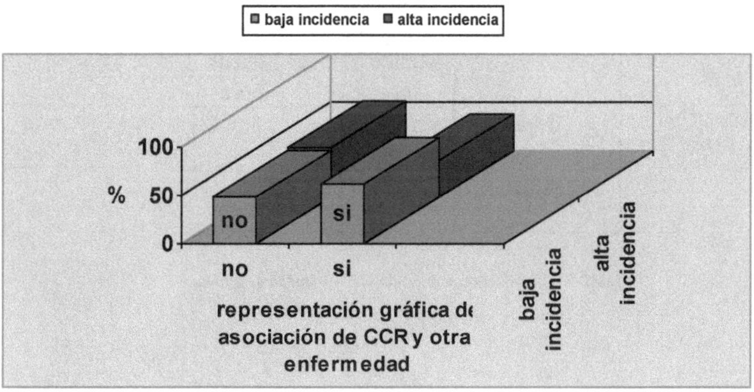

Figura 48 : Porcentaje de CCR y padecer otra enfermedad.

Cuando se asocia la variable "cáncer de colon " con los diferentes tipos de enfermedades que coinciden en los encuestados, no hay relación significativa con ninguna enfermedad de las que resultan de la encuesta: hipertensión arterial, diabetes, enfermedades cardiovasculares, artrosis y enfermedades de los huesos, enfermedad pulmonar obstructiva crónica, alergia, enfermedad del SNC, enfermedad prostática y urológicas, enfermedades del tiroides, depresión y trastornos de ansiedad y otros cánceres. Probablemente al existir muchos tipos de enfermedad la frecuencia está muy repartida.

CCR-Horas de sueño

Al relacionar la variable incidencia de CCR con las horas de sueño de los encuestados, repartidos en dos grupos: igual o menor de 8 horas o mayor de 8 horas, se observa que no hay diferencias estadísticamente significativas con ($p< 0{,}858$).

Incidencia de cáncer	Horas de sueño	Horas de sueño
	Menos de 8 horas.	Más de 8 horas.
Bajo	58,9(%)	58,5(%)
Alta	41,1(%)	41,5(%)

Tabla XLXXXI: Frecuencia de CCR y horas de sueño.

CCR-Ejercicio físico

Los subgrupos de encuestados que realizaron ejercicio físico tampoco presentaron diferencias respecto a la incidencia de cáncer de colon (p< 0,143).

Incidencia de cáncer	No realiza ejercicio físico	Sí realiza ejercicio físico
Baja	63,5 (%)	56,1 (%)
Alta	36,5 (%)	43,9 (%)

Tabla XLXXXII: Frecuencia de CCR y ejercicio físico.

En la figura 49 se representa las variables de ejercicio físico y la baja y alta incidencia de cáncer de colon de la muestra.

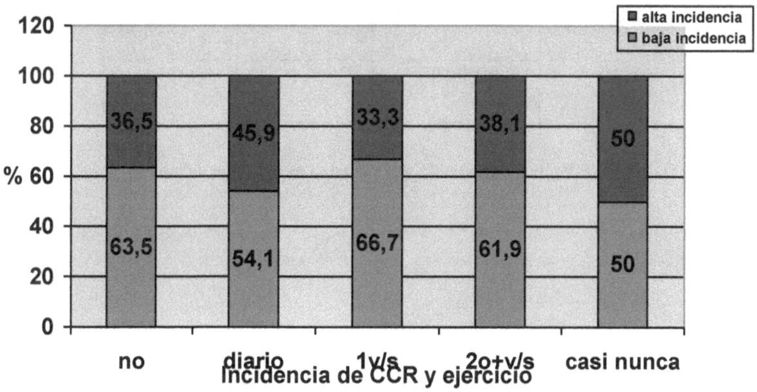

Figura 49: Porcentaje de CCR y ejercicio físico.

CCR-Tabaco

El análisis de los distintos subgrupos relacionados con el consumo de tabaco e incidencia de cáncer de colon, no muestra una asociación significativa, tanto en el no fumador, fumador de cualquier tipo de tabaco como en la cantidad y tiempo de fumador, sea en el grupo de mayor incidencia como en el de menor, ($p< 0,222$).

Incidencia de cáncer	No consumo	Consumo ocasional	Consumo a diario	Lo dejó	</= de 20cg/día	+ de 20cg/día
Bajo	59,2 (%)	25,0 (%)	55,3 (%)	62,5 (%)	58,8 (%)	54,5 (%)
Alto	40,8 (%)	75,0 (%)	44,7 (%)	37,5 (%)	41,5 (%)	45,5 (%)

Tabla XLXXXIII: Incidencia de CCR y consumo de tabaco.

Incidencia de cáncer	No fuma	cigarrillos	Puros
Bajo	59,1 (%)	60,6 (%)	40,0 (%)
Alto	40,9 (%)	39,4 (%)	60,0 (%)

Tabla XLXXXIV: Incidencia de CCR y variedad de consumo de tabaco.

CCR-Alcohol

Al analizar la variable de incidencia del cáncer de colorrectal con el consumo de alcohol, tanto en el grupo de mayor incidencia como en el de menor incidencia, se encontró una asociación significativa entre los encuestados que consumen alcohol y los que no consumen, de manera que la mayor incidencia se relaciona con el consumo de alcohol y presenta un p< 0,006.

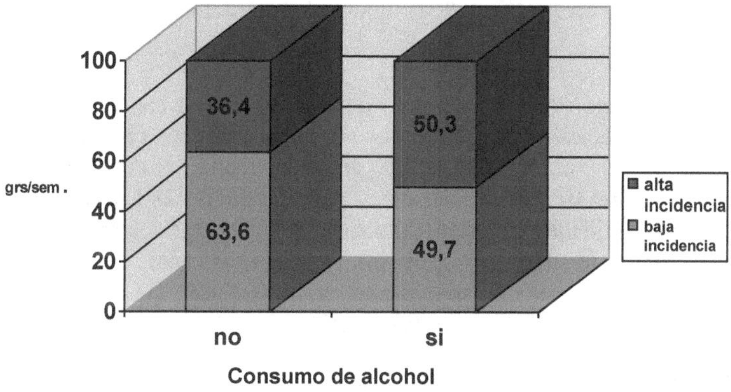

Gráfica 50: Consumo de alcohol e incidencia de CCR.

Al relacionar la cantidad de alcohol consumida en gramos/semana se observa cómo se incrementa la incidencia de CCR a partir de consumos de 20 g/semana, siendo en 140 g/semana igualmente estadísticamente significativa la relación consumo de alcohol y alta incidencia de CCR.

Incidencia de cáncer	Cero consumo	20 g/semana	40 g/semana	280 g/semana
Baja	62,4 (%)	85,7(%)	33,3(%)	27,3(%)
Alta	37,6(%)	14,3(%)	66,7(%)	72,7(%)

Tabla XLXXXV: Incidencia de CCR y consumo de alcohol.

Al estudiar los subgrupos de consumidores de la diferentes variedades de alcohol, se encontró significación estadística en el grupo de encuestados que consumen cerveza, (p< 0,004), mientras que en los que consumían vino no es significativo.

En la relación del no consumo de alcohol con el cáncer de colon, se encontró una relación significativa, mientras que se obtuvo una baja incidencia en los consumos de 20 gramos/semana. No así cuando los consumos son de 40 gramos/semana y sobre todo de 280 gramos/semana, donde al ser cantidades excesivas lógicamente la muestra es muy pequeña y los artefactos estadísticos son muy influyentes. Por tanto, la incidencia es mayor en el subgrupo de mayor consumo (tabla XLXXXVI).

Incidencia de cáncer	Cero consumo	20 g/sem.	40 g/sem.	70 g/sem.	140 g/sem.	210 g/sem.
Baja	62,7(%)	29,4(%)	75,0(%)	51,5(%)	40,0(%)	50,0(%)
Alta	37,3(%)	70,6(%)	25,0(%)	48,5(%)	60,0(%)	50,0(%)

Tabla XLXXXVI: Frecuencia de CCR y consumo de alcohol.

Al estudiar la asociación entre la ingesta de carajillos y cáncer, se verifica que la toma de cero g/sem. de alcohol se asocia al subgrupo de menor incidencia de cáncer de colon, con el 60,6 %,mientras que con la ingesta de 56 g/sem. de alcohol aparece un 71,5 % de incidencia de cáncer de colon en el subgrupo de mayor incidencia,(p< 0,005).

Incidencia de cáncer	0 g/sem	56g/sem	245g/sem.
Baja	60,6 %	28,6 %	58,8 %
Alta	39,4 %	71,4 %	41,2 %

Tabla XLXXXVII: Incidencia de CCR y consumo de alcohol en carajillos.

Al analizar en la muestra los que ingerían licores, no se encontró relación significativa con la incidencia de cáncer de colon, tanto en el grupo de alta incidencia como en el de baja incidencia (p< 0,359).

Al completar el estudio de variedades de alcohol en la encuesta, con el estudio de consumos de productos como el cava y vermut, tampoco se encontraron datos significativos que indiquen y asocien con la incidencia de cáncer de colon en ninguno de los subgrupos de la muestra.

CCR-Consumo de AINES y laxantes

Al estudiar la ingesta de AINES y/o laxantes e incidencia de cáncer de colon, se puede apreciar cómo si bien en la zona de baja incidencia el consumo de estos fármacos es superior, realmente no existen diferencias estadísticamente significativa (p< 0,957).

Incidencia de cáncer	AINES	Laxantes
Baja	56,3 %	63,6 %
Alta	43,8 %	36,4 %

Tabla XLXXXVIII: Frecuencia de CCR y consumo de AINES y Laxantes.

CCR-Número de deposiciones

Se consideró la variable del número de deposiciones por semana en más de tres o menos (personas consideradas estreñidas, según criterios Roma II) y de tres por semana (p< 0,442).

Incidencia de cáncer	Más de 3 dep/sem.	- 3 dep/sem.
Baja	57,9 %	70,0 %
Alta	42,1 %	30,0 %

Tabla XLXXXIX: Incidencia de CCR con número de deposiciones.

CCR-Dieta

En este caso, se observa que en el subgrupo de menor incidencia de cáncer de colon existe una relación estadísticamente significativa con seguir dieta o régimen (p< 0,045). Aparece una mayor incidencia de cáncer en el subgrupo de encuestados que no siguen dieta ni régimen,(Tabla LXXX):

	Sigue régimen o dieta	
Incidencia de cáncer	si	no
Baja	65,3 %	55,2 %
Alta	34,7 %	44,8 %

Tabla LXXX: Incidencia de CCR y dieta.

Lugar de comida-CCR

Al analizar los lugares de comidas de los encuestados, se comprueba que la menor incidencia de cáncer de colon aparece en aquellos que realizan sus comidas en su propio domicilio, si bien no hubo significación estadística (p< 0,128).

Incidencia de cáncer	3 comidas en domicilio	Come y cena en domicilio
Sí	57,7 %	69,2 %
No	42,3 %	30,8 %

Tabla LXXXI: Incidencia de CCR y lugar de comida.

CCR-Consumo de leche

Para poder disponer de una relativa potencia de datos por categoría, se agruparon en aquellos que la consumían diariamente, los que nunca la consumían y los que la consumían cada dos o tres días. La relación entre la frecuencia de consumo de leche y los subgrupos de la muestra de alta y baja incidencia de cáncer no encontró asociación estadística ($p < 0{,}666$). Si bien, en las zonas de baja incidencia el consumo de leche diario o cada 2 días era superior al de las zonas de alta incidencia.

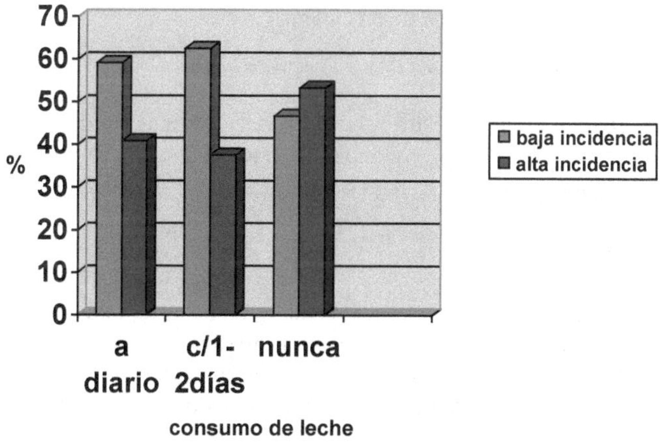

Figura 51: Porcentaje de CCR y consumo de leche.

CCR-Consumo de Pan

Al estudiar el efecto del pan sobre la incidencia de cáncer de colon en la muestra, se encontró una menor incidencia del cáncer al bajar el consumo de pan normal (p< 0,260). Al realizar el mismo estudio con la ingesta del pan integral, se verifica que aunque no hay significación estadística, sí que baja la incidencia en el subgrupo de más baja incidencia de cáncer de colon, con el aumento de la frecuentación de ingesta de pan integral, (p< 0,297).

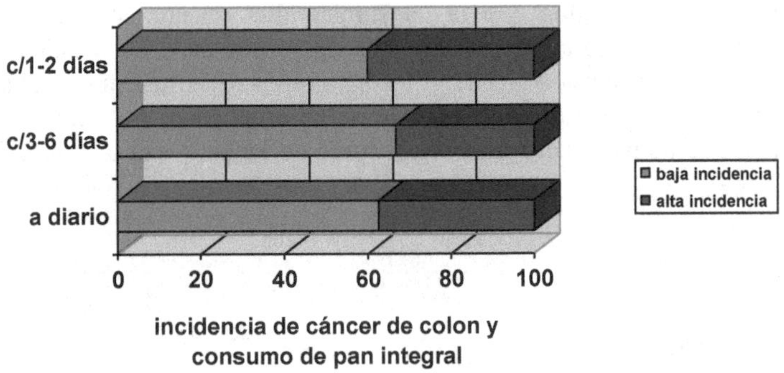

Figura 52: Porcentaje de CCR y consumo de pan integral.

En el análisis de la muestra referida a la frecuentación del consumo de pastelería y de galletas, no se encontró asociación estadística en ninguno de los grupos de la muestra con una baja o alta incidencia de cáncer de colon.

CCR-Consumo de pasta

Se verifica que el consumo de pasta y arroz está relacionado con la incidencia de cáncer de colon en la muestra analizada. Así, se encontró que la ausencia de ingesta y la frecuencia de "casi nunca" consumo de pasta y arroz se asocian con el subgrupo de baja incidencia del cáncer, (p< 0,015). (Figura 53)

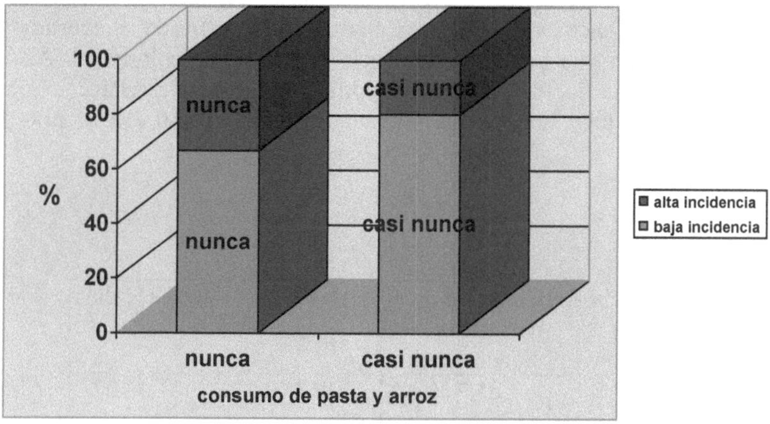

Figura 53: Porcentaje de CCR y consumo de pasta y arroz.

CCR-Consumo de huevos

Al estudiar la frecuentación del consumo de huevos y la incidencia de cáncer de colon, se encontró una asociación entre el bajo consumo de estos alimentos con el subgrupo de menor incidencia de cáncer de colon, pero no se obtuvo una asociación estadísticamente significativa. Ver tabla adjunta:

Incidencia de cáncer	Consumo a diario	Cada 1-2 días	Cada 3-6 días
Baja	22,2 %	60,5 %	39,1 %
Alta	77,7 %	39,5 %	60,5 %

Tabla LXXXII: Frecuencia de CCR y consumo de huevos.

CCR-Consumo de pescado

Una variable que ha resultado interesante ha sido el consumo de pescado, tanto blanco como el azul. En la muestra analizada el consumo de pescado se asocia con una baja incidencia de cáncer de colorrectal. Así, se observó una menor incidencia en el subgrupo que consume diariamente o casi todos los días, bien sea pescado blanco o azul. ($p < 0,132$ y $p < 0,103$ respectivamente).

Incidencia de cáncer	Consumo de pescado blanco, diario	Cada3-6 días	Cada 1-2 días
Baja	85,7 %	49,3 %	61,4 %
Alta	14,3 %	50,7 %	38,6 %

Tabla LXXXIII: Incidencia de CCR y consumo de pescado.

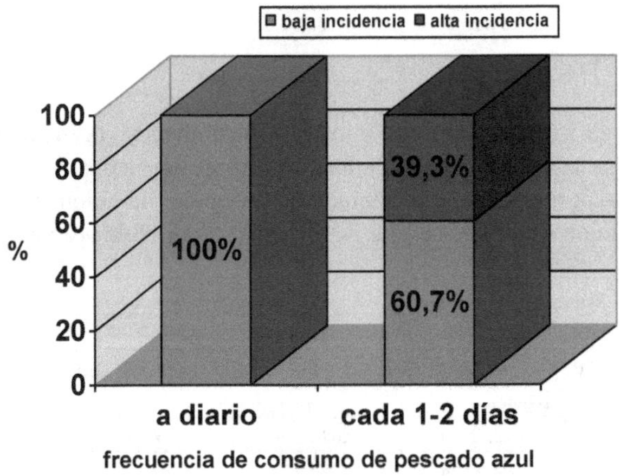

Gráfico.54: Porcentaje de CCR y consumo de pescado azul.

CCR-Consumo de legumbres

La variable de consumo de legumbres se agrupó en tres categorías a la hora de asociarla con los subgrupos de la muestra de baja y alta incidencia de cáncer de colon ($p < 0{,}260$). No se encuentro asociación significativa, pero si observamos cómo la baja incidencia de cáncer de colon se produce cuando los consumos de legumbres son mas frecuentes.

Incidencia de cáncer	A diario	Cada 3-6 días	Cada 2-3 días
Baja	62,5 %	53,1 %	61,2 %
alta	37,5 %	46,9 %	38,8 %

Tabla LXXXIV: Incidencia de CCR e ingesta de legumbres.

CCR-Consumo de verduras

La asociación de consumo de verduras y ensaladas y la incidencia de cáncer de colon no es significativa estadísticamente en ninguno de los subgrupos de la muestra, pero, se encontró una menor incidencia con el mayor consumo y más frecuente consumo de estos alimentos. ($p < 0{,}747$).

Incidencia de cáncer	A diario	Cada 3-6 días	Cada 1-2 días
Baja	57,2 %	63,1 %	61,4 %
Alta	42,8 %	36,9 %	38,6 %

Tabla LXXXV: Incidencia de CCR y consumo de verduras.

CCR-Consumo de fruta

El consumo de fruta en la muestra analizada se asoció con una menor incidencia de cáncer de colon en el subgrupo de baja incidencia, no siendo significativa estadísticamente (p< 0,382).

Incidencia de cáncer	A diario	Cada 3-6 días	Cada 1-2 días
Baja	58,4 %	52,6 %	100 %
Alta	41,6 %	47,4 %	

Tabla LXXXVI: Incidencia de CCR y consumo de frutas.

CCR-Consumo de aceite de oliva

En nuestro estudio se observó un alto consumo de aceite de oliva en las zonas de baja incidencia de CCR, resultando estadísticamente significativa la asociación entre el consumo de aceite de oliva y la incidencia de CCR(p< 0,012).

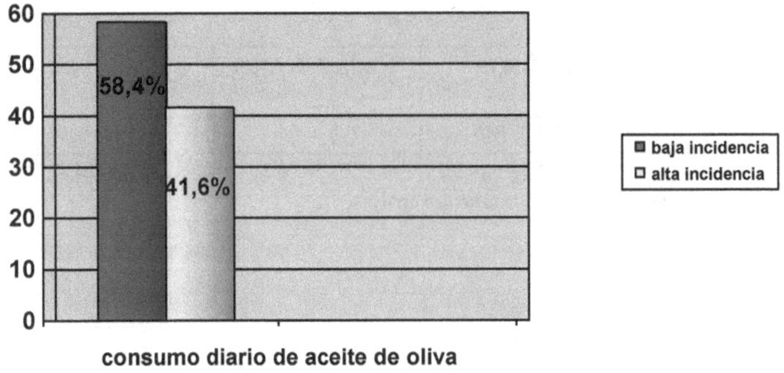

Gráfico 55: Incidencia de CCR y consumo de aceite de oliva.

CCR- Consumo de mantequillas

El consumo de mantequilla y margarinas no presenta asociación con ninguno de los subgrupos de incidencia de cáncer de colon ($p < 0,138$).

	Consumo de mantequillas		
Incidencia de cáncer	Nunca	Cada 3-6 días	Cada 1-2 días
Baja	56,2 %	50 %	61,1 %
Alta	43,8 %	50 %	38,9 %

Tabla LXXXVII: Incidencia de CCR y consumo de mantequilla.

CCR-Consumo de embutidos

Cuando se analiza en los distintos subgrupos de la muestra la frecuencia de consumos de embutidos e incidencia de cáncer de colon, se observa que no hay una asociación significativa con los consumos de embutidos y cáncer de colon ($p < 0,088$). Se puede verificar que el porcentaje de personas que no consumen nunca embutidos es muy superior en las zonas de baja incidencia.

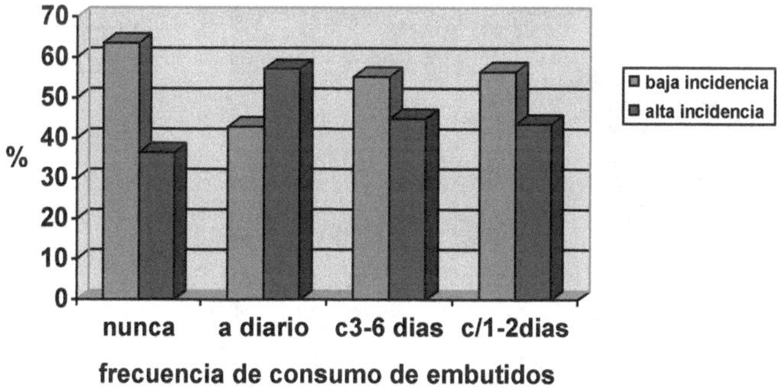

Gráfica 56: Incidencia CCR y consumo de embutidos.

CCR-Consumo de carne

Al analizar la variable del consumo de carne y la incidencia de cáncer de colon, se encontró una asociación estadísticamente significativa con el subgrupo de la muestra de baja incidencia ($p < 0,055$). Cuando se prolonga el consumo de carne en la dieta, disminuye la incidencia de cáncer de colon en aquel subgrupo de baja incidencia.

Incidencia de cáncer	A diario	Cada 3-6 días	Cada 1-2 días
Baja	57,7 %	54,0 %	69,0 %
Alta	42,3 %	46,0 %	31,0 %

Tabla LXXXVIII: Incidencia de CCR y consumo de carne

CCR-Agua

Al analizar el consumo de agua y la incidencia de cáncer de colon, en nuestro trabajo se comprueba que el consumo de 1-2 litros de agua es alto en la zona de baja incidencia del CCR, mientras que al superar la ingesta de agua de 2 litros la proporción es superior en la zona de alta incidencia del CCR.

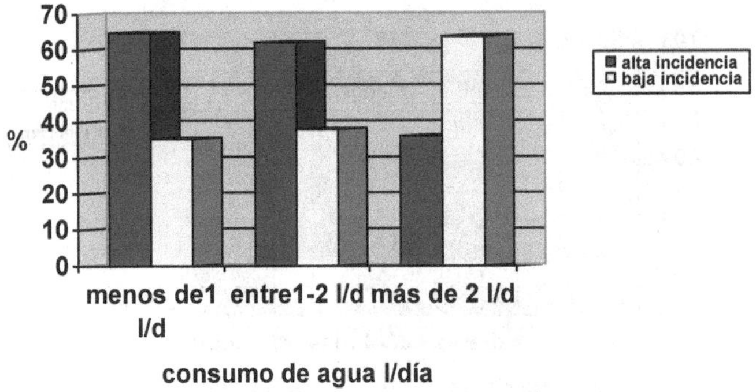

Gráfica 57: porcentaje de CCR y consumo de agua.

CCR-Consumo de café

Al estudiar la variable consumo de café y su asociación con la incidencia de cáncer de colon, la incidencia es mayor en aquellos encuestados que toman 2 o más cafés al día en el subgrupo de alta incidencia, si bien, no se encuentra asociación significativa ($p < 0,553$).

Incidencia de cáncer	Consumo 1 /día	Consumo de 2/día	Consumo de 3 o más al día
Bajo	49,3 %	52,9 %	25 %
Alto	50,7 %	47,1 %	75 %

Tabla LXXXIX: Incidencia de CCR y consumo de café.

CCR-Fibra

Al analizar el consumo de fibra como suplemento en la alimentación, no se encuentra asociación con la incidencia de cáncer de colon en ninguno de los subgrupos ($p < 0,094$) (Figura 57).

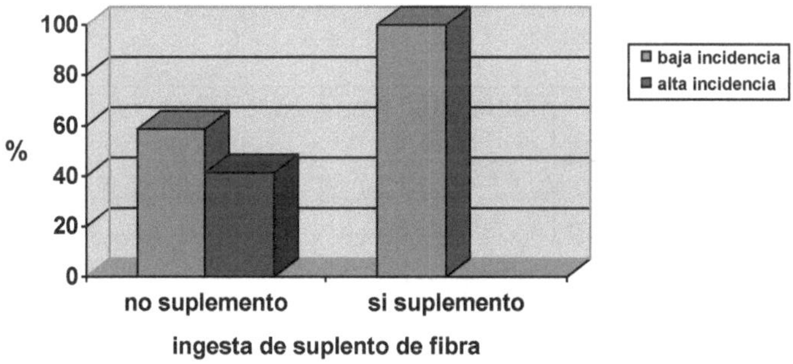

Figura 57: Porcentaje de CCR y consumo de fibra.

Al analizar el consumo de fibra y la incidencia de CCR, se observó cómo el consumo en los últimos 6 meses estaba asociado al grupo de menor incidencia, que además baja más en aquellos que consumen diariamente.

CCR-Familia con cáncer

En el análisis de la variable "tener familiar directo con cáncer" se encuentra una asociación no significativa, tanto en el subgrupo de baja como en el de alta incidencia de cáncer de colon (p< 0,040).

Incidencia de cáncer	Si familiar con cáncer	No familiar con cáncer
Baja	54,5 %	64,5 %
Alta	45,5 %	35,5 %

Tabla XC: Incidencia de CCR en familiar de 1$^{er\ grado}$

Incidencia de cáncer	ninguno	padre	madre	hermano	abuelo	primo
Baja	53,9 %	56,7 %	53,8 %	63,3 %	57,1 %	66,7 %
Alta	46,1 %	43,3 %	46,2 %	36,7 %	42,9 %	33,3 %

Tabla XCI : Frecuencia de CCR y familiar con cáncer.

Al analizar la posible asociación entre presentar cáncer de colon y tener un familiar directo, padre y madre, con cualquier tipo de cáncer, se encuentro una aproximación significativa en el subgrupo de alta incidencia de cáncer de colon. Si se asocia la incidencia de cáncer de colon con el grado familiar que presenta cualquier tipo de cáncer, no se encuentra asociación significativa alguna ($p < 0,315$), y por separado no aparece asociación alguna, en ninguno de los subgrupos de estudio.

Cuando se estudia el tipo de cáncer y su asociación con la incidencia de cáncer colorrectal, tanto en el subgrupo de baja como de alta incidencia, aparece una menor incidencia en el subgrupo de no presentar ningún cáncer ($p < 0,018$).

Tipo de tumor	Incidencia de Cáncer Baja	Alta
Ninguno	54,5	45,5
Pulmón	40	60
Mama	64	36
Colon-recto	50	50
Próstata	78,6	21,4
Estómago-digestivo	74,5	25,5
Vías superiores	52,6	47,4
Piel	40	60

Tabla XCII: Frecuencia de tumores

En el subgrupo de alta incidencia de cáncer de colon, la asociación es cuasi significativa cuando el familiar presenta u cáncer de pulmón, colorrectal y piel. No se encuentra otros tipos de cánceres asociados.

ANALISIS MULTIVARIANTE

Al hacer un análisis multivalente estadístico se aprecia que todas las variables analizadas hasta llegar al presente modelo, sólo muestran significación estadística las variables predictores reflejadas en la tabla XCIII: el grado de actividad física, consumo de alcohol, consumo de pasta y arroz, consumo de huevos y derivados, consumo de agua y antecedentes familiares de cáncer.

Odds ratios de los factores de riesgo asociados a la prevalencia de cáncer.

	Beta	OR (IC del 95%)	P
Grado de actividad física:			
Estilo sedentario:		1	
Media:	0,121	1,129 (0,69-1,85)	0,632
Alta:	-1,219	0,296 (0,11-0,77)	0,013
Consumo de alcohol:	0,581		
NO:		1	
SI:		1,788 (1,08-2,96)	0,024
Consumo de pasta y arroz:	0,800		
Menos de 3 días a la semana:		1	
De 3 a 7 días a la semana:		2,226 (1,33-3,72)	0,002
Consumo de huevos y derivados:	0,985		
Menos de 3 días a la semana:		1	
De 3 a 7 días a la semana:		2,678 (1,49-4,80)	0,001
Consumo de agua:			
Menos de 1 litro diario:		1	
Entre 1 y 2 litros diarios:	0,116	1,122 (0,70-1,81)	0,635
Mas de 2 litros diarios:	1,055	2,872 (1,51-5,46)	0,001
Antecedentes familiares de cáncer:			
Ninguno:		1	
Familiares de primer grado:	-0,246	0,782 (0,49-1,24)	0,296
Otros grados:	-1,219	0,296 (0,13-0,69)	0,005

Tabla XCIII:.Factores de riesgo asociados a la prevalencia de CCR.

OR: *Odds ratio*. IC: Intervalo de confianza de la OR. La constante de este modelo es -0,933.

Las variables predictoras que se han considerado hasta llegar al presente modelo han sido: edad, género, índice de masa corporal, nivel de estudios, intensidad de la actividad física realizada, presencia o no de algún tipo de enfermedad, paquetes/año como mejor expresión del hábito de fumar, consumo de alcohol, número de deposiciones por semana, si el paciente sigue alguna dieta, frecuencia de consumo de pasta y arroz, de huevos o tortilla, de pescado blanco, de pescado azul, de legumbres, de verduras y ensaladas, de frutas, de embutidos, de carne, consumo de agua y presencia de algún familiar con cáncer.

El área bajo la curva ROC del presente modelo es 69,2% (IC del 95%: 63,9-74,5); $p<0,001$).

La calibración de este modelo presenta un excelente ajuste, ya que la prueba de *Hosmer y Lemeshow* ($p=0,951$) traduce un valor casi nulo del estadístico chi-cuadrado. Si se retoma al grado de incidencia (función TEMPORARY) se expresará mejor cómo el alto grado de actividad física y los antecedentes familiares, influyen en que no haya cáncer (Tabla XCIV). Es decir, el paso 6º indica que el hacer una actividad física alta multiplica por 3,384 ($p=0,013$) la odds de no padecer cáncer.

Si no se hubiera retornado al grado de incidencia, sería como se refleja en la tabla siguiente:

Variables en la ecuación

		B	E.T.	Wald	gl	Sig.	Exp(B)	I.C. 95,0% para EXP(B)	
								Inferior	Superior
Paso 1[a]	FHUETOR	1,036	,269	14,871	1	,000	2,818	1,665	4,772
	Constante	-,525	,114	21,333	1	,000	,591		
Paso 2[b]	FHUETOR	,957	,275	12,096	1	,001	2,604	1,518	4,466
	AGUA			13,258	2	,001			
	AGUA(1)	,154	,232	,438	1	,508	1,166	,740	1,838
	AGUA(2)	1,088	,308	12,471	1	,000	2,969	1,623	5,433
	Constante	-,770	,181	18,048	1	,000	,463		
Paso 3[c]	FPASARR	,676	,248	7,462	1	,006	1,966	1,211	3,195
	FHUETOR	,863	,279	9,536	1	,002	2,369	1,370	4,096
	AGUA			13,919	2	,001			
	AGUA(1)	,094	,235	,160	1	,689	1,099	,693	1,743
	AGUA(2)	1,101	,310	12,584	1	,000	3,006	1,637	5,522
	Constante	-,894	,189	22,392	1	,000	,409		
Paso 4[d]	FPASARR	,718	,253	8,056	1	,005	2,051	1,249	3,369
	FHUETOR	,972	,289	11,320	1	,001	2,644	1,501	4,658
	AGUA			12,825	2	,002			
	AGUA(1)	,078	,239	,107	1	,744	1,081	,677	1,726
	AGUA(2)	1,068	,315	11,502	1	,001	2,911	1,570	5,397
	FAM1			9,526	2	,009			
	FAM1(1)	-,244	,231	1,114	1	,291	,783	,498	1,233
	FAM1(2)	-1,306	,427	9,336	1	,002	,271	,117	,626
	Constante	-,712	,211	11,343	1	,001	,491		
Paso 5[e]	ACTFIS			5,923	2	,052			
	ACTFIS(1)	-,109	,229	,227	1	,634	,897	,572	1,405
	ACTFIS(2)	-1,181	,485	5,922	1	,015	,307	,119	,795
	FPASARR	,756	,259	8,530	1	,003	2,129	1,282	3,534
	FHUETOR	1,052	,298	12,472	1	,000	2,863	1,597	5,133
	AGUA			13,121	2	,001			
	AGUA(1)	,105	,241	,189	1	,664	1,111	,692	1,783
	AGUA(2)	1,123	,325	11,932	1	,001	3,074	1,625	5,814
	FAM1			8,731	2	,013			
	FAM1(1)	-,236	,233	1,022	1	,312	,790	,500	1,248
	FAM1(2)	-1,254	,429	8,557	1	,003	,285	,123	,661
	Constante	-,638	,242	6,965	1	,008	,528		
Paso 6[f]	ACTFIS			7,016	2	,030			
	ACTFIS(1)	,121	,253	,230	1	,632	1,129	,688	1,853
	ACTFIS(2)	-1,219	,490	6,190	1	,013	,296	,113	,772
	ALCOHOL	,581	,258	5,090	1	,024	1,788	1,079	2,964
	FPASARR	,800	,261	9,373	1	,002	2,226	1,334	3,715
	FHUETOR	,985	,298	10,917	1	,001	2,678	1,493	4,803
	AGUA			11,245	2	,004			
	AGUA(1)	,116	,244	,225	1	,635	1,122	,696	1,809
	AGUA(2)	1,055	,328	10,372	1	,001	2,872	1,511	5,458
	FAM1			8,182	2	,017			
	FAM1(1)	-,246	,235	1,091	1	,296	,782	,493	1,240
	FAM1(2)	-1,219	,432	7,953	1	,005	,296	,127	,690
	Constante	-,933	,280	11,133	1	,001	,393		

a. Variable(s) introducida(s) en el paso 1: FHUETOR.

b. Variable(s) introducida(s) en el paso 2: AGUA.

c. Variable(s) introducida(s) en el paso 3: FPASARR.

d. Variable(s) introducida(s) en el paso 4: FAM1.

e. Variable(s) introducida(s) en el paso 5: ACTFIS.

f. Variable(s) introducida(s) en el paso 6: ALCOHOL.

Tabla XCIV: Variables introducidas en el análisis multivariante.

De los resultados de la tabla anterior se puede deducir que hacer una actividad física habitual multiplica por 3,384 (p=0,013) la *odds* de no padecer cáncer. Igualmente, se encontró que el consumo moderado de agua reduce por 2,160 el riesgo de no padecer cáncer de colon. De la misma tabla se puede deducir que al no tener familiar alguno con cáncer el riesgo de padecer CCR disminuye en 3,383. De la misma manera que no consumo de alcohol reduce en 0,559 el riesgo de no padecer CCR.

DISCUSIÓN
SOBRE LA INCIDENCIA DEL CÁNCER COLORRECTAL

Métodos de medida de la incidencia de CCR en la provincia de Albacete.

El cáncer junto a las enfermedades cardiovasculares siguen siendo las principales causas de muerte. Las investigaciones epidemiológicas sobre las neoplasias se basan en estadísticas de incidencia (casos diagnosticados) y de mortalidad. En las zonas del mundo donde no se disponen de datos de incidencia ni de mortalidad puede obtenerse información sobre la distribución de los tipos de cáncer a partir de estudios de frecuencia relativa, en los que se examina la proporción de tumores de localizaciones específicas en relación al volumen total de casos de cáncer observados. Estos estudios normalmente se basan en series de casos vistos en uno o más hospitales o en series de casos recogidos en algún Servicio hospitalario, generalmente, el de Anatomía Patológica.

En nuestro estudio se han utilizado los Archivos de los Servicios de Cirugía y de Anatomía Patológica de los Hospitales de la provincia de Albacete (Hospital General Universitario de Albacete y el Comarcal de Hellín). Al tomar estos datos somos conscientes de que se nos puede haber escapado algún caso, sobre todo en estadios avanzados inoperables, pudiendo ser esto un sesgo para el estudio, aunque comparando nuestros datos con el estudio realizado por el Servicio de Epidemiología de la Delegación Provincial de Sanidad de Albacete, sobre la mortalidad por cáncer en la provincia de Albacete durante 1992, este sesgo parece mínimo.

Incidencia comparada

El cáncer colorrectal es una enfermedad grave, cuya incidencia aumenta progresivamente, relacionándose este aumento con factores medioambientales y dietéticos. La aplicación de los actuales conocimientos acerca de la historia natural del CCR demuestra que las áreas de mayor riesgo para este tipo de cáncer son los países socio-económicamente más avanzados como los de Norteamérica y de Europa Occidental.

En España, por su situación geográfica y económica, la incidencia por CCR se sitúa en un término medio (16,8 por 100.000 hab./año para hombres y 12 por 100.000 hab./año para mujeres).

En la provincia de Albacete, según nuestro estudio, la tasa de incidencia es similar a la incidencia media nacional. En nuestra serie, el CCR es más frecuente en hombres (16,8 por hab./año), aunque sin diferencias significativas con las mujeres (16 por 100.000 hab./año). Sin embargo, al comparar las tasas de incidencia por género, con las nacionales, se observa que si bien en los hombres apenas hay diferencia, en las mujeres de Albacete la tasa de incidencia (16 por 100.000) es bastante mayor que las tasas nacionales (12 por 100.000 hab./año).

En la zona de baja incidencia de cáncer es mayor en la mujer que en el hombre, con una diferencia no significativa, 56,1 % para hombres y 60,8 % para las mujeres. Al estudiar el grupo de mayor incidencia de cáncer, se encuentra una igualdad entre ambos géneros, 43,9 % y 41,2 % para hombres y mujeres, respectivamente.

La distribución por zonas de salud en la provincia de Albacete, nos confirman las teorías según las cuales dependiendo del lugar de residencia varía el riesgo de cáncer, encontrando diferencias estadísticamente significativas. Las zonas de Alta Incidencia: Elche de la Sierra (tasa de incidencia 30,3 por 100.000 hab./año), Alcadozo (28,3 por 100.000 hab./año), Ontur (26,9 por 100.000 hab./año) contrastan claramente con zonas de Baja

Incidencia: Munera, Ossa de Montiel y Balazote con unas tasas medias de 5,8 por 100.000 hab./año.

Mapa de incidencia del CCR en Albacete

Si se distribuye la provincia de Albacete en 7 comarcas (Figura 57), se observa cómo en la Comarca de la Mancha se encuentran poblaciones con tasas de incidencia de CCR de 23,4 por 100.000 hab/año, como es el caso de Tarazona de la Mancha y Villarrobledo con 9,8 por 100.000 hab/año. El Bonillo, con 15,1, La Roda, con 15,2, Munera, con 5,1 y Osa de Montiel, con 5,9 por 100.000 hab./año. En la Comarca de la Sierra de Alcaraz se encuentran unas tasas de incidencia que varía desde el 28,34 por 100.000 hab./año. de Alcadozo hasta el 16,1 de Alcaraz o el 17,7 de Riopar por 100.000 hab./año. En la Comarca de la Sierra del Segura las cifras de incidencia cambian desde 30,3 por 100.000 hab. de Elche de la Sierra hasta 9,1 de Socovos, pasando por el 26,9 de Ontur, e l 13,6 de Bogarra y el 9,2 por 100.000 hab. de Yeste. Si nos desplazamos algo más hacia el Sur, nos encontramos con cifras de 22,9 por 100.000 hab/año de Hellín, 26,9 de Ontur y de 23,1 por 100.000 hab./año de Tobarra. En el Centro de la provincia, las cifras son inferiores como así lo demuestra Albacete capital con tasa de incidencia de 10,98 por 100.000 habitantes. Balazote, con 6,5, y Chinchilla de Montearagón con 10,1 por 100.000 hab./año. Hacia el Este de la provincia, se encuentran cifras de 15,1 por 100.000 habitantes/año de Almansa, 15,8 de Bonete y de 8,1 de Caudete. Y si nos desplazamos hacia el Nor-este, Madrigueras con 26,1 y Casas Ibáñez con 17,1 por 100.000 habitantes/año son las tasas de incidencia que nos encontramos de cáncer colon.

La variabilidad en las tasa de incidencia de Albacete da idea de la gran diferencia en cuanto a dieta y estilos de vida que en ella existe, pudiendo diferenciar la zona de Alta Incidencia de CCR localizada sobre todo en la Sierra del Segura y la de Baja Incidencia localizada principalmente en las Comarcas de la Mancha.

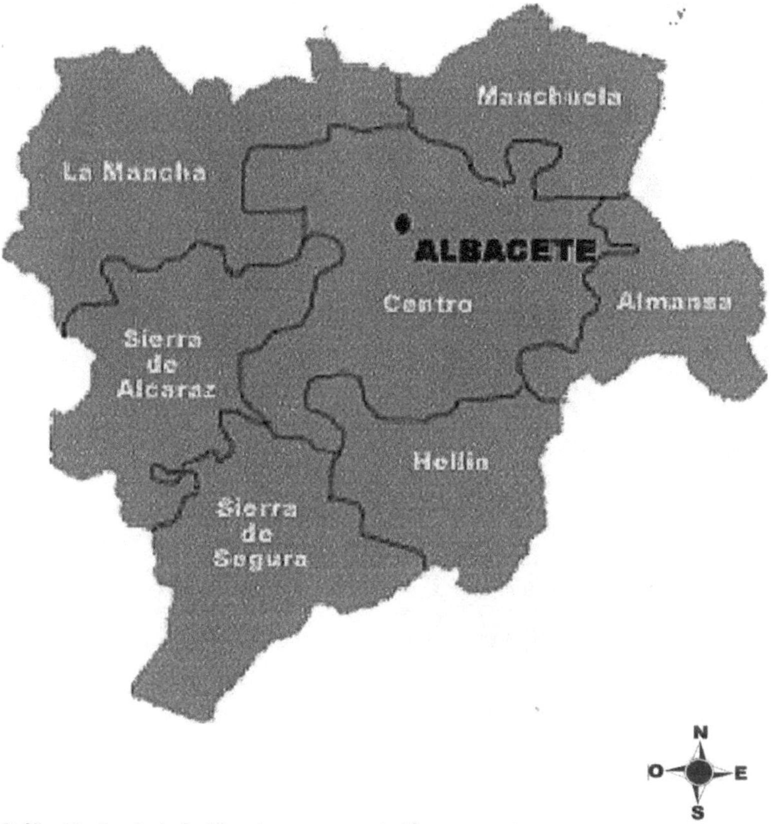

Gráfica.57.: Provincia de Albacete y su representación s comarcal.

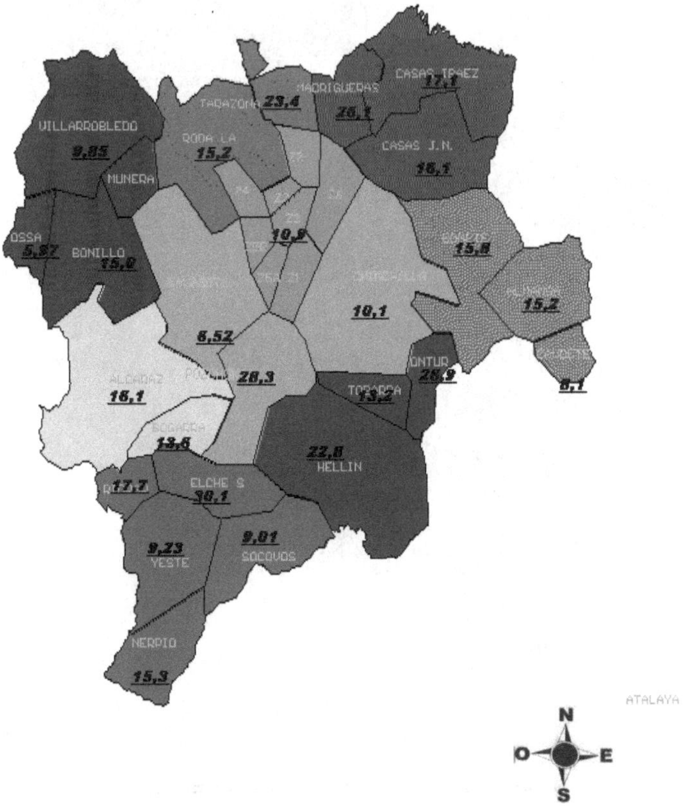

Gráfica 58.: Incidencia de cáncer de colon en las Comarcas de la provincia de Albacete.

ENCUESTA POBLACIONAL
De la encuesta

De las personas que participaron en nuestro estudio, el 56,9 % eran mujeres con una edad media de 67,07 años, viviendo el 80,7 % en pareja . Un

80,2 % de las personas mayores de 50 años tenía conocimientos básicos de lectura y escritura.

De los encuestados, realizan ejercicio físico habitualmente el 68,0 % de la muestra, lo que supone que realizan mayor actividad física que la media nacional (50 % de la población según la Encuesta Nacional de Sanidad de 2001). En nuestra encuesta, cuando se practica ejercicio físico habitualmente, se realiza con una frecuencia diaria del 72,0 % o entre 2 y 5 veces por semana (23,2 %).

De las personas del estudio, el 70,2% no eran fumadores, el 10,2 % eran fumadores habituales y el 18,4 % ex-fumadores, lo que demuestra que el porcentaje de fumadores es inferior a la media nacional (37,2 % según la Encuesta Nacional de Salud de 2001). De los que fumaban en ese momento o lo habían dejado, fumaban una media de 19,56 +/- 15,32 unidades por día, predominando de forma clara el consumo de cigarrillos (70,7 %), frente al de cigarros puros (25,7 %) o el de pipas (3,6 %). Los que eran fumadores o ex-fumadores comenzaron a fumar a los 18,26 +/- 4,87 años, coincidente con los grupos de edad del resto de la Comunidad Autónoma, siendo el 39,32 % de la población comprendida entre los 15 y los 28 años los predominantes en el inicio del hábito tabáquico (Encuesta de Salud en Castilla-La Mancha de 1999). En los ex-fumadores se obtuvo una media de 131,41 +/- 106,0 meses de consumo de tabaco.

Respecto al consumo de alcohol, de los 414 encuestados el porcentaje de bebedores fue de un 35,1 %, cifra que es muy inferior al porcentaje de bebedores a nivel nacional (68,5 % es el porcentaje de la población española según la Encuesta Nacional de Salud de 2001).

De los bebedores, el mayor consumo fue de vino con una media de 114,34 +/- 98,91 consumiciones, seguido de la cerveza con una media de 41,12+/-47,81 consumiciones.

En cuanto al consumo de medicamentos, el principal tipo de medicamento que tomaban los encuestados fueron los AINEs, con un porcentaje de 14,5 % de la muestra. El 79,9 % no tomaban ni AINEs ni laxantes y sólo un 2,7 % consumían laxantes habitualmente.

La media de deposiciones por semana de los encuestados fue de 8,15 +/- 3,48, siendo la frecuencia semanal mayoritaria de 7 deposiciones (66,7 %) seguida del 16,6 % de encuestados con 14 deposiciones.

De los que sí seguían algún tipo de dieta (35,0 %), el 84,1 % tuvo un motivo de régimen, siendo éste mayoritario en el caso de padecer alguna enfermedad.

De acuerdo con los resultados de este estudio podríamos afirmar que las características alimenticias de la población mayor de 50 años de Albacete estaría representada por:

-La mayoría realizan tres comidas diarias, desayuno, almuerzo y cena.

-Estas comidas las realizan habitualmente en el propio domicilio.

-Existe una mayoría con hábitos alimenticios más o menos sanos, consumo de leche, pan, verduras, frutas y aceite de oliva diariamente; pescado (ambos tipos equilibrados) cada 1-2 días, así como las legumbres y con consumo de carne cada 3-6 días mayoritariamente.

-Un 44,4 % consume 1-2 litros de agua al día .

-Tan sólo un 3,9 % de la muestra de encuestados suplementaba su dieta con algún complejo vitamínico así como un 1,0 % lo hacia con fibra alimentaria.

Se puede concluir, respecto a los antecedentes familiares de cáncer, que el 44,4 % de los encuestados tenían antecedentes familiares de algún tipo de cáncer. La relación de parentesco primario era 63,2 % (familiares de primer orden) así como los tipos de cáncer : mama, estómago y digestivo y laringe y vías aéreas superiores el 54,3 %.

SOBRE LA RELACIÓN DE LA DIETA Y ESTILOS DE VIDA

De la dieta y estilos de vida

Con la información actual no se disponen de evidencias que no produzcan una discusión racional a la hora de ver la influencia de la dieta y estilos de vida en el desarrollo del cáncer colorrectal. En nuestro estudio y al considerar esta neoplasia de evolución silenciosa nos obliga a estar expectantes ante cualquier información que nos oriente sobre qué factores influyen en esta neoplasia.[157-159]

Dieta

Muchos son los estudios sobre el efecto de la dieta en el desarrollo del CCR en las diversas áreas geográficas. Sin embargo, a pesar de la constatación de este hecho desde hace décadas, aún no ha sido posible determinar de manera inequívoca qué alimentos o nutrientes son los principales responsables de ello.

En nuestro estudio no se encuentran diferencias en el grupo de más elevada prevalencia de CCR comparado con los de menor prevalencia. Cierto es que se encuentran diferencias en la dieta, apareciendo una menor incidencia de CCR en el grupo que sigue una dieta determinada, con una chi cuadrado de 0,045.

La ingesta excesiva de los diferentes macronutrientes que componen la dieta puede contribuir a incrementar el riesgo de CCR. No obstante, los estudios sobre dieta presentan limitaciones, puesto que es difícil aislar sus componentes exactos y, al mismo tiempo, un mismo alimento contiene nutrientes muy variados[160,161].

Al estudiar el efecto de la carne sobre la incidencia de CCR en la población, las diferentes revisiones muestran que la ingesta total de carne no se asocia a un mayor riesgo de CCR, pero sí el consumo de carne roja, así como de carne procesada. En nuestro estudio, aún sin encontrar diferencias significativas, se obtuvo una menor incidencia del CCR en el grupo en el que la ingestión de carne es menor.

Por otra parte, la frecuentación de la ingesta de pescado, independientemente de que sea blanco o azul, aparece asociado a la menor incidencia de CCR en nuestro estudio.

Cuando se revisa el consumo de fibra, vegetales y frutas, diversos estudios de casos y controles muestran una asociación inversa entre el consumo de fibra, vegetales y fruta y el riesgo de CCR. En nuestro trabajo al analizar el consumo de fibra como suplemento en la alimentación, se encontró menor incidencia en el grupo de mayor consumo.

Informaciones indirectas procedentes de estudios prospectivos que han evaluado el efecto de los suplementos de fibra y la dieta rica en fibra, particularmente legumbres, cereales y fruta, en relación con la concurrencia de los adenomas colorrectales, dan resultados que coinciden con nuestra encuesta, aunque no siempre de manera significativa. Nuestro estudio confirma estos trabajos por coincidir con el consumo de legumbres y verduras.

Recientes revisiones en la ingesta de leche y derivados no demuestran un efecto protector de estos productos en relación con el riesgo de CCR. En nuestro estudio encontramos una mayor incidencia de CCR en aquellos que no tomaban productos lácteos o su ingesta se producía cada 1-2 días.

Al analizar el consumo de grasas, la mayoría de trabajos epidemiológicos (tanto de casos y controles como de cohortes) no muestran que el contenido total de grasas incremente el riesgo de CCR. En nuestro estudio el consumo de embutidos coincide con otras publicaciones,[(88)] no encontrando asociación a pesar de existir mayor consumo de embutidos en la Zona de Alta Incidencia de CCR.

Otros factores

Agua

En la revisión realizada n se ha encontrado estudios que asocien el mayor consumo de agua con una reducción del riesgo de padecer CCR. En nuestra muestra, existe una asociación estadísticamente significativa entre el consumo moderado de agua diario y el riesgo de no padecer CCR siendo 2,160 veces menor que en el resto de encuestados.

Actividad física

Muchos son los estudios observacionales disponibles que estiman el ejercicio físico regular con el riesgo de CCR en un 40 % aproximadamente [(162)]. En nuestro caso, en esta variable se obtuvo una asociación estadísticamente significativa y se encontró menor incidencia de CCR en el grupo de mayor actividad física. Esta asociación se incrementa con la actividad física intensa, siendo el riesgo de no padecer CCR es 3,384 menor que en el resto de la muestra. Coincidimos con otros trabajos donde valoran el nivel de actividad, intensidad, frecuencia y duración del ejercicio físico, así como la actividad mantenida en el tiempo[(163)].

Alcohol

Todos los estudios revisados muestran una asociación positiva entre la ingesta de alcohol y el desarrollo de CCR, siendo coincidentes los los resultados con nuestro trabajo en la que consumos de 25 g/día muestra un riesgo de 1,08 (IC del 95%=1,06-1,10), una ingesta de 50 g/día de 1,18 (IC del 95%=1,14-1,22) y una ingesta de 100 g/día de 1,38 (IC del 95%=1,29-1,49). En el grupo de baja incidencia de CCR se encontró un riesgo menor de 0,559 al no consumir alcohol.[(164)]

Aceite de oliva

Estudios experimentales como observacionales concluyen que el aceite de oliva puede tener un efecto quimiopreventivo contra la aparición de neoplasias de colon [(165)]. En nuestra muestra la asociación es estadísticamente significativa entre el grupo de mayor consumo de aceite de oliva y la menor incidencia de CCR.

Antiinflamatorios no esteroideos y laxantes

La mayoría de estudios de casos y controles y de cohortes demuestran que el uso regular de ácido acetilsalicílico reduce a la mitad, aproximadamente, el riesgo de CCR [166]. Los estudios observacionales disponibles con otros AINEs también muestran una reducción del riesgo.

Hay estudios que sugieren que el estreñimiento crónico es un factor de riesgo de cáncer de colorrectal [167], especialmente en las mujeres, por el aumento de tiempo de exposición de la mucosa a sustancias cancerígenas[165]. El uso de laxantes sin control, algunos autores [168] lo relacionan con mayor riesgo de desarrollar cáncer de colon y recto, sin embargo, los resultados no son concordantes.

Población de riesgo

Para la valorar el riesgo de un individuo en relación con el desarrollo de CCR es fundamental la evaluación de los antecedentes personales y/o familiares que pueden incrementar este riesgo [170].

En pacientes con CCR es común hallar una historia familiar positiva de CCR. Esta asociación es independiente de las formas hereditarias de CCR (PAF y CCHNP). Así, se ha descrito de manera constante que el riesgo de desarrollar CCR en individuos con familiares de primer grado afectos de esta neoplasia es 2-3 veces superior al de la población general. Otros estudios coinciden con nuestro trabajo[169], en cuyo grupo de mayor incidencia es 3,383 veces mayor en los pacientes disminuyendo el riesgo conforme el parentesco es más lejano[171].

FACTORES DE RIESGO DE CANCER DE COLORRECTAL

Factores de Riesgo	**Grupo de Riesgo**	**Significación Estadística**
	Bajo **Alto**	
Relacionados con CCR		
Género	Hombre / Mujer	NS
Estado civil	Casado-soltero-viudo	NS
Nivel de Estudios	Con/sin	NS
Ocupación	Trabajo/pensionista	NS
Enfermedad	Sí/no	S*
Horas de sueño	Menos de 8 horas/más de 8 horas	NS
Ejercicio físico	Sí/no	S*
Tabaco	Sí/no	NS
Consumo de Alcohol	Sí/no	S*
Consumo de AINES y Laxantes	Sí/no	NS
Número de deposiciones	Menos de 6 / más de 6 / semana	NS
Sigue dieta	Sí/no	NS
Lugar de comida	Dentro / fuera	NS
Consumo de leche	Sí/no	NS
Consumo de pan	Sí/no	NS
Consumo de pasta	Sí/no	NS
Consumo de huevos	Sí/no	NS
Consumo de pescado	Blanco / azul	NS
Consumo de legumbres	Sí/no	NS
Consumo de verduras	Sí/no	NS
Consumo de frutas	Sí/no	NS
Consumo de aceite de oliva	Sí/no	S*
Consumo de embutidos	Sí/no	NS
Consumo de carne	Sí/no	NS
Consumo de agua	Mas de 2 litros/día o Menos	S*
Consumo de fibra	Sí/no	NS
Familiar con cáncer	Sí/no	S*

Tabla XCV: Resumen. NS: No significación estadística. N*: Significación estadística.

CONCLUSIONES

1ª En la provincia de Albacete el cáncer colorrectal es la segunda neoplasia más prevalente.

2ª En la misma provincia existe un contraste de incidencias de cáncer colorrectal, influenciado por la diversidad en la dieta estilos de vida.

3ª Este estudio demuestra la asociación positiva entre la actividad física y la prevención del cáncer colorrectal; así como el consumo de pasta y arroz.

4ª Existe una relación positiva entre tener familiares de primer orden con cáncer y la enfermedad neoplásica de colon.

5ªEl consumo de alcohol es un factor de riesgo en la incidencia del cáncer colorrectal.

6ª Se verifica un grado de protección del aceite de oliva en el grupo de menor incidencia de CCR.

7ª Mejorando la dieta y los estilos de vida se puede contribuir a disminuir la incidencia y/o mortalidad por cáncer colorrectal en nuestro medio.

BIBLIOGRAFIA

1. Estapé J. Burgos I. Medicina General y Cáncer. Manual Clínico. Madrid Mosby. Doyma Libros. 1995:1-27.
2. Estapé J. Oncología para el médico general. Medicina General y Cáncer. Manual Clínico. Madrid. Doyma Libros.1.995:1-29.
3. De Vita, Jr V.Hellman S, Rosemberg S, Cancer. Principles and practice of oncology.3ª ed. Filadelfia, J B Lippincott Company 1.989.
4. Clendening L. Source book of medical history. Nueva York, Dover publications, Inc. H.Schuman.1.942.
5. Williet W. The search for causes of greast and colon cancer. Nature 1989; 338:389-394.
6. Willet WC. Epidemiology studies of diet and cancer. Med Oncol Tumor.Phamacoter 1990;3:175-82.
7. Last JM, ed. Dictionary of Epidemiology,2ª ed. Nueva York, Oxford University Press 1.988.
8. Rodríguez Artalejo F, Ortún Rubio V, Benegas JR, Martín Moreno JM. La epidemiología como instrumento para una política de salud nacional. Med. Clin. (Barc) 1989;93; 663-666.
9. WHO Mortality Database. Www-dep-iarc.fr/dataava.
10. Bosch FX. Epidemiología del cáncer: oportunistas per a la prevención. Salud Catalunya 1989;4: 158-165.
11. Fowler GH, Gray M, Anderson P. Prevention in general practice (2ª ed).Oxford, Oxford University Press, 1.993.
12. González Enríquez J, Banegas Banegas JR, Martín Moreno JM, Rodríguez Artalejo F, Villar Álvarez F. Criterios para la prevención de la enfermedad en la población. Med Integral 1.989;13:199-204.
13. Doll R, Peto R. The causes of cancer: quantitative estimates of ad voidable risk of cancer in the Unites States. J Natl Cancer Inst 1.981; 66:1191-1308.
14. Europa contra el cáncer. Programa de las Comunidades Europeas. Bruselas.1986.
15. McLean CD. Principles of cancer screening. Med Clin North Am 1.996; 80:1-14.
16. Taylor WF, Fontana RS, Vuntentrop MA, Davis CS. Soma results of screening for early lung cancer. Cancer 1.981; 47:1114-1120.
17. Ciruana Misol R. Los cribados en Atención Primaria. Formación Médica Continuada. Vol. 2 núm. 2 . Febrero 1995: 57-65.
18. Hakama M. Screening for Cancer. Scand J Med Supl. 1.986; 37.
19. Wilson JMG, Junquer G. Principles and practice of screening for disease. Public Health Papers 34.Geneve: World Health Organisation.1968.
20. Walter D, Day EN. Estimation of the duration of a preclinical disease state using screening data. Am J Epidemiology 1.983; 118:865-886.

21. Shapiro S, Venet P, Strax P, Roeser R. Ten to forteen years effect to screening on breast cancer mortality. ICI 1.982; 69:349-355.
22. Tebar L, Fogeberg CJ, Gad A. Reduction in mortality from breast cancer after mass a screening with mammography. Lancet 1.985; 1:829-832.
23. Eddy DM. Screening for breast cancer. Ann Inter Med 1.989; 111:389-399.
24. Giovannuci E. An update review of the epidemiological evidencia that cigarette smoking increases risk of colorrectal cancer. Cancer Epidemiol Biomarkers Prev 2001; 10:725-31.
25. Kuper H, Boffetta P, Adami HO, Tabac o use and cancer causation: association by tumour type. J Intern Med 2002; 252:206-24.
26. González Enríquez J, Rodríguez Artalejo F, Martín Moreno J, Banegas JR, Villar Álvarez F. Muertes atribuidas al consumo de tabaco en España. Med Clin (Barc) . 1.989; 92:15-18.
27. González J, Rodríguez F, Martin J . Muertes atribuibles al tabaco en España. Med Clin (Barc) 1.989; 92:15-18. Carta certificando errores y proporcionando datos de 1.984. Med Clin (Barc) 1.989; 95.
28. Department of Health and Human Services. The healt consecuence of smoking: Cancer. Office of Smoking and Health. Rockville. Maryland, 1.982.
29. Doll R, Hill AB. La mortalidad en relación con el hábito de fumar: diez años de observaciones sobre médicos británicos. Ed Br Med J Organización Panamericana de la Salud 1.988:682-722.
30. Bagnardi V, Blangiardo M, La Vecchia C, Corrao G. A meta-analysis of alcohol drinking and cancer risk. Br J Cancer 2001; 85:1700-5.
31. Ministerio de Sanidad y Consumo. Real Decreto 192/1988 de 4-03 Limitaciones en la venta y uso del tabaco para la protección de la salud de la población. Disp.5966. Madrid, BOE 59 de 9.03.1.988.7.499-7502.
32. Grahan,S., Marshall,J., Haughey,B., Mittelman,A., Swanson, M., Zielezney, M., Byers, T., Wilkinson, G., West, D., Dietary epidemiology of cancer of the colon in west we New York. Am. J. Epidemiol., 120, 490-503 (1988).
33. Giovannuci E. Modifiable risk factors for colon cancer. Gastroenterol Clin North Am 2002; 31:925-43.
34. Giovannuci E; Goldin B. The role of fat, fatty acids, and total energy intake in the ethology acids , and total energy intake in the ethology of human colon cancer. Am J Clin Nut 1.997; 66:15645-15715.
35. Noret T, Riboli E. Diary products and colorectal cancer. A review of possible mechanisms and epidemiological evidence. Eur J Clin Nutr 2003; 57: 1-17.
36. Saudhu MS, White IR, Mc Pherson K. Systematic review of the prospective cohort studies cancer risk: a meta-analytical approach. Cancer Epidemiol Biomarkers approach. Cancer Epidemiol Biomarkers Prev 2001; 10:439-46.
37. Norat T, Lukanova A, Ferrari P, Ribolo E. Meta consumption and colorrectal cancer risk: dose-response meta-analysis of epidemiological studies. Int J Cancer 2002; 98:241-56.

38. Martinez ME, Willet WC. Calcium, vitamina D, and colorectal cancer: a review of la epidemiologic evidence. Cancer Epidemiol Biomarkers Prev 1.998;7:163-8.
39. Wu K, Willet WC, Fuchs CS, Coldiztz GA, Giovannuci EL. Calcium intake and risk of colon cancer in woman and men. J Natl Cancer Inst 2002; 94:437-46.
40. Ritenbaugh C, Streit K, Helfand M. Routine supplementation to prevent cancer: a summary of the evidence from randomised controlle triads for the U.S. Preventive Task Force.
41. Gerhardsson, M., Norell, S., Kiviranta, H., Pedersen, N. and Hlbom,A., Sedentary jobs and colon cancer. Am. J. Epidemiol., 1986; 123, 775-780.
42. Grahan, S., Dayal, H., Swanson, M., Mittelman, A, A., Wilkinson, G., Diet in the epidemiology of cancer the colon and rectum. J. Nat. Cancer Ins.,1978;61,709-714.
43. Piñol V, Andreu M, Castells A, Payá A, Bessa X, Jover R. Frequency of hereditary non-polyposis colorectal cancer and other colorectal cancer familial forms in Spain. A multicenter, prospective, nation-wide study. Gastrointestinal Oncology Group of The Spanish Gartroentological Association. Eur. J Gastroenterol Hepatol.
44. Avella A, Brines R, Obrador, Benito E, Mulet M: Variables socioeconómicas y cáncer colorrectal en Palma de Mallorca. Gaceta Sanitaria 1.988; 2:230.
45. Wilmink ABM. Overview of the epidemiology of colorrectal cancer. Dis Colon Rectum 1.997; 40:484-488.
46. Haenszel W, Kurihara M: Studies of Japanese migrants. I. Mortality from cancer and diseases among Japanese in the United States. J Natl Cancer Inst 1968;40-43.
47. Stazewski J, Hansel W: Cancer mortality among the polish-born in the United States. J Natl Cancer Int 1.965; 35:291.
48. Whittermore AS, Wu WA, Lee Myeols.: Diet, physical activity, and colorectal cancer among Chinese in Nort America and China. J Natl Cancer Inst 1990; 82:915-919.
49. McMichael AJ, Giles GC: Cancer in migrants to Australia: extending the descriptive epidemiological data. Cancer Res 1.988; 48:751-755.
50. Blot WJ, Fraumeni FJ, and Stone BJ: Geographic patterns of large bowel cancer in the US. J Natl Cancer Inst 1.976; 57:1225-1229.
51. Forlay J, Bray F, Pisani P, Parkin DM. GLOBOCAN 2000:Cancer incidence, mortality and prevalence wordwide.1. 0ed: Lyon, IARC Press, 2001.
52. Atlas of cancer mortality in the European Community. IARC Scientifics. Publications nº107.Lyon WHO.1992.
53. Cohen AM, Shank B, Friedman MA. Colorectal cancer. En: De Vita VT Jr, Hellman S, Rosemberg SA, eds. Cancer principles and practice of oncology. Philadelphia. JB Lippincott 1.989:895-964.
54. Kune S. An epidemiological stud of colorectal cancer. Dis Abstr Int (Sui).1.986; 47:566-567.
55. Sáez Anguela JM, Ruiz Liso JM, Alfaro Torres J. Epidemiología del cáncer colorrectal. Med Clin (Barc) 1992; 98:706-714.
56. Bosch Fx, Coleman MP, Epidemiología Descriptiva. En: Manual de Oncología Clínica. Barcelona. Doyma, 1992;32-46.

57. Gerhardsson M, Steinbeck G, Norell SE. Colorectal cancer in Sweden. A descriptive epidemiology study . Aula Oncol; 1990; 29:855-861.
58. Mortalidad por cáncer y otras causas en España, año 2000: Centro Nacional de Epidemiología, 2000.
59. López-Abente G, Pollán M, Aragonés N, Pérez-Gómez B. Informe sobre la salud de los españoles: cáncer : Centro Nacional de Epidemiología,2002.
60. Gatta G, Capocaccia R, Coleman MP, Gloeckler Ries LA, Hakulimen T, Micheli A, Sant M, Verdecchia A, Berrino F. Toward a comparazison of survival in American and European cancer patients. Cancer 2000; 89:893-900.
61. Martínez Gorán C, Fornidés García Y, Fernández Gómez MA, Buendía Eximan A. Aspectos epidemiológicos del cáncer colorrectal en España. VIII Congreso de la Sociedad Andaluza de Cancerología. Jaén. 1989.
62. Estapé J, Burgos Pérez Y. Medicina General y Cáncer. Barcelona Mosby Doyma .1995.
63. Mortalidad por cáncer en España. Tendencia evolutiva. Bol Epidemiol Sem 1984; 1636:123-124.
64. Ministerio de Sanidad y Consumo. Cáncer en España. Madrid,1.993.
65. Plan de Salud 2001-2010.Junta de Comunidades de Castilla La-Mancha.2001.
66. Mortalidad por cáncer en España. Tendencia evolutiva. Bol Epidemiológico Vol 13.número146.2002.
67. Almar E, Mateos A. Registro de Cáncer en Albacete.1992. Servicio de Epidemiología .Delegación Provincial de Sanidad .Junta de Comunidades de Castilla La-Mancha. Albacete 1994.
68. Mortalidad por tumores malignos en Castilla La-Mancha.1992. Bol Epidemio de Castilla La-Mancha. Vol 8 Núm 7. Junio 1996.
69. Almar E, Mateos A, Gómez JA, Gorán R. Incidencia de cáncer en la provincia de Albacete. 1991-1997.Consejería de Sanidad-Registro de Cáncer de Albacete. Junta de Comunidades de Castilla La-Mancha.1999.
70. Cancer Incidence in five continents. Vol IV, V y VI (1982,1987 y 1992). IARC Scientifics publications, nº42, 88 y 120 (Compendios regulares de la información proporcionada por los mejores registros del mundo).
71. Borras J, Ribes J, Garcerán J, Bosch FX y Viladin P. Epidemiología descriptiva del cáncer humano. El contexto internacional y la situación española. Jano 1.995 nº 1155;9-12.
72. Martínez C. En Cáncer en Granada. Incidencia y mortalidad 1.988-1.990. Escuela Andaluza de Salud Pública. Granada 1994.
73. López Abente G, Escobar A, Errezola M, eds. Atlas de Cáncer en España. Vitoria 1984.
74. Benito E, Obrador A, Stiggelbout A. A population-consed case-control study of colorrectal cancer in Majorca. Dietary Factors. Int J Cancer 1990; 45:69-76.
75. Liébana A, García A, Carballo F, Morente M, Ochoa R, García T, Delgado A, De la Morena J,. Incidencia de cáncer colorrectal en la provincia de Guadalajara. Rev ACAD 1993; IX:42-46.

76. Seco Gil JL, Vicente P, Requillón C, Sánchez Manuel J, Velasco F, Pérez-Trínanos J. Cáncer colorrectal en Burgos: menor retraso diagnóstico. Rev ACAD 1993;IX:62-66.
77. Almar E, Mateos A. Registro de Cáncer en Albacete 1991. Servicio de Epidemiología. Delegación Provincial de Sanidad. Junta de Comunidades de Castilla La-Mancha. Albacete 1994.
79. Almar E, Mateos A, Gómez JA, García R. Incidencia de Cáncer en la provincia de Albacete.1.991-1.997. Junta de Comunidades de Castilla La-Mancha. Consejería de Sanidad-Registro de Cáncer de Albacete.2002.
80. Borras JM, Borras J, Viladiu P, Bosch X, editores. Epidemiología i prevención del cáncer a Catalunya,1.975-1.992. Barcelona: Instituto Catalá oncología, 1997.
81. Consumo de Drogas y problemas asociados al mismo. Plan Nacional sobre Drogas. Ministerio de Sanidad y Consumo. Memoria 1997.
82. Stiggelbout, A., Bosch, F.X., Mullet, M., Muñoz, N. 9-J., A population-based case-control study of Colorectal cancer in Majorca. I. Dietary factors. Int. J. Cancer,1990;45, 69-76.
83. Slattery, M.L., Curtin, K., Anderson, K., Ma, K.N., Ballard, L., Edwards, S., Schaffer et al. Associations Between cigarette Smoking, lifestyle Factors, and Microsatellite Instability in colon Instability tumors. Natl Cancer Inst.2000; 92:1831-1836.
84. Jain, M., Cook, G.M., Davis, F.G., Grace, M.G. Howe, G.R. Miller, B. A case-control study of diet and colorectal cancer. Ins. J. Cancer, 1980; 26, 757-768 .
85. Giovannuci E. Modifiable risk factors colon cancer. Gastroenterol Clin North Am 2002; 31:925-43.
86. Frankel EN, Waterhouse AL, Teissedre PL. Principal Phenolic Phytochemicals in Selected California Wines and Their Antioxidant Activity in Inhibiting oxidation of Human Low-Density Lipoproteins. J Agric Food Chen 43:890-894.
87. Törnquist M. F Sanzacrylamide Task Force. Acrylamide and food. NFA. Abril 2002
88. International Agency for Research on Cancer.IARC.2002
89. Volker Mai, Andrew Flood, Ulrike Peters, James V Lacey,Jr,Schaire C, Schatzkin A.,Dietary fibre and risk of colorectal cancer in the Breast cancer Detection Demonstration Proyect (BCDDP) falbw-up cohort. Int J of Epidemiology 2003; 32:234-239.
90. M Tseng, SC Murray, LL Kupper, Sandler. Micronutrients and the risKof colorectal adenomas. An J Epidemiol 1997; 1:146-9.
91. Bostck RM, Fosdick L, Wood JR, Grambsch P, Grandits GA, Lillemoe TS, Louis TA. Calcium and colorectal epithelial cell proliferation in sporadic adenoma patients:a randomised,doubleblinded,placebo-controlled clinical trial. Journal of the Nath Cancer Inst 2001;87:1307-1315.
92. Hemminki K, LiX, Plna K, Granstrom C; Vaittinen P. The nation-wide Swedish family-cancer database updated structure and familial rates. Swedish Family cancer Database. Acta Oncol.2001; 4:772-7.

93. Nomura, A., Hellebrum, L. K. Stemmermann, G.N., Boby mass index as a predictors of cancer in men. J. Nat. Cancer Int,1985 74, 319-323.
94. Nugent KP, Farmer KC, Spigelman AD Williams CB, Phillips RK. Randomized controlled trial of the effect of sulindac on duodenal and rectal poliposis and cell proliferation in patients with familial poliposis. Br J Surg 1993; 80:1618-9.
95. Huls G, Koornstra JJ, Kleibeuker JH. Non-steroidal anti-inflammatory drugs and molecular carcinogenesis of colorectal carcinomas. Lancet 2003; 362:230-2.
96. Dubinsky HS, Trojan J, Nugent KP, Spigelman AD, Phillips RK. Effect of sulindac on small polyps in familial adenomatous poliposis. Lancet 1995; 345:855-6.
97. Phillps RK, Wallace MH, Lynch PM, Hawk E, Gordon GB, Saunders BP, randomised, double blind, placebo controlled study of celecoxib, a selective cyclooxygenase inhibitor, on duodenal poliposis in familial adenomatuos poliposis. Gut 2002; 50:857-60.
98. Vazori C., Saxena S., Jeon Y., Lee CH., Murata K., Muchida Y., A p53-dependent Re-replication checkpoint. Molecular Cell 2003; 11:997-1008.
99. Joo YE, Rew JS, Seo YH. La ciclooxigenasa-2 y el factor de crecimiento endotelial vascular se encientram sobre-expresadas en la neoplasia gástrica. J Clin Gastroenterology 2003; 37:28-33.
100. Fuchs CS, Giovannuci EL, Goldizt GA, Hunter DJ, Speizer FE, Willet WC. A prospective study of family history and the risk of colorectal cancer. N Engl J Med 1994; 331:1669-74.
101. Garcia Rodríguez LA, Cuesta-Alvarez C. Reduced risk of colorrectal cancer among long-term users of aspirin and nanaspin nonsteroid anti-inflammatory drugs. Epidemiology 2001;12:88-93.
102. Traverso,G., Shuber,M.S. Levin,B., Johnson, R.N., M.S., Olsson,M.D.,J. Schotz,Jr., D.T., Stanley R. Detection of APC mutations in fecal DNA from patients winth colorectal tumors . N Engl J Med 2002;346: 311-320.
103. Lynch HT, Smyrk T, McGinn T, Lanspa S, Cavalieri Lynch J, Slominski-Castor S, Cayouette MC, Priluch I,Luce MC. Attenuated familial adenomatous poliposis (AFAP). A phenotypically and genotypically distinctive variant of FAP. Cancer 1995; 76:2427-33.
104. Giardiello FM, Brensinger JD, Luce MC,Petersen GM, Cayouette MC, Krush AJ,Phenotypic expression of disease in families that have mutations in the 5 region of adenomatous poliposis coli gene. Ann Intern Med 1997;126:514-9.
105. Bresinger JD,Laken SJ,Luce MC, Powell SM, Vance GH, Ahnen DJ, Petersen GM, Hamilton SR, Giardiello FM. Variable phenotype of familial adenomatous poliposis in pedigress with 3 mutation in the APC gene. Gut 1998; 43:548-52.
106. Gardner RJ, Kool D, Edkins E, Walpole IR, Macrae FA, Nasioulas S, Scott WJ. The clinical correlates of a 3′truncations mutation (codons 1982-1983) in the adenomatous poliposis coli gene. Gastroenterology 1997; 113:326-31.
107. Soravia C, Berk T, Madlensky L, Mitri A, Cheng H, Gallinger S, Genotype-phenotype correlations in attenuated adenomatous poliposis coli. Ann J Hum Genet 1998; 62:1290-301.

108. Giardiello FM, Brensinger JD,Petersen GM. AGA technical review on hereditary colorectal cancer and genetic testing. Gastroenterology 2001;121:198-213.
109. Grady WM. Genetic testing for high-risk colon cancer patients. Gastroenterology 2003; 124:1574-94.
110. Hamilton SR, Liu B, Pearson RE,Papadopoulos N, Jen J,Powell SM, The molecular basis of Turcots syndrome. N Engl J Med 1995; 332:839-47.
111. Barel D, Cohen IJ, Mor C, Stern S, Shapiro R, Shomarat R, Mutations of the adenomatous poliposis coli and p53 genes in a child with Turcot´s syndrome. Cancer Lett 1998; 132:119-25.
112. Pignone M, Rich M, Teutsch SM, Berg AO, Lohr KN. Screening: clinical applications. JAMA 2003; 289:1297-302.
113. Winawer SJ, Fletcher RH; Miler L, Godler F,Stolar MH,Mulrow CD, Colorectal cancer screening: clinical guidelines and rationale. Gastroenterology 1997;112:594-642.
114. Ransohoff DF, Lang CA. Screening for colorectal cancer. N Engl J Med 1991; 325:37-41.
115. Rex DK, Johnson DA, Lieberman DA, Burt RW, Sonnenberg A. Colorectal cancer prevention 2000: Screening recommendations of the American College of Gastroenterology. American College of Gastroenterology. Am J Gastroenterol 2000;95:868-77.
116. Smith RA,von Achenbach AC,Werder R, Levin B, Byers T, Rosenberger D, American Cancer Society guidelines for prostate, colorectal, and endometrial cancers: Also : update 2001-testing for early lung cancer detection: CA Cancer J Clin 2001;51:38-75;quiz 77-80.
117. Bur RW. Colon cancer screening. Gastroenterology 2000; 119:837-53.
118. Tárraga López PJ. Impacto del cribado del cáncer colorrectal mediante detección de sangre oculta en heces en una Zona de Salud. Tesis Doctoral. Universidad Autónoma de Madrid. 1996.
119. Lieberman D, Sleisenger MH. Is it time to recommend screening for colorectal cancer?. Lancer 1996; 348:1958.
120. Selby JV, Fridman GD, Quesenberry CP, Jr., Weiss NS. A case-control study of screening sigmoidoscopy and mortality from colorectal cancer. N Engl J Med 1992; 326:653-7.
121. Newcomb PA, Storer BE, Morimoto LM, Templeton A, Potter JD. Long-term efficacy of sigmoidoscopy in the reduction of colorectal cancer incidence. J Natl Cancer Inst 2003; 95:622-625.
122. Lieberman DA, Weiss DG, Bond JH, Ahnen DJ, Garewal H, Chejfec G. Use of colonoscopy to screen asymptomatic adults for colorectal cancer: Veterans Affairs Cooperative Study Group 380. N Engl J Med 2000; 343:162-8.
123. Rembacken BJ, Fujii T, Cainrns A, Dixon MF, Yoshida S, Chalmers DM, Axon AT. Flat and depressed colonic neoplasms: a prospective study of 1000 colonoscopies in the UK. Lancet 2000; 355:1211-4.

124. Pickhardt PJ, Choi JR, Hwang I, Butler JA, Puckett ML, Hildebrandt HA, Computed tomographic virtual colonoscopy to screen for colorectal neoplasia in asymptomatic adults. N Engl J Med 2003; 349:2191-2200.
125. American Gastroenterological Association Medical position statement: hereditary colorectal cancer and genetic testing. Gastroenterology 2001; 121:195-7.
126. Laurent-Pig P, Beroud C, Soussi T. APC gene: database of germline and somatic mutations in human tumors and cell lines. Nucleic Acids Res 1998; 26:269-70.
127. Giardiello FM, Brensinger JD, Petersen GM, Luce MC, Hylind LM, Bacon JA, Booker SV, Parker RD, Hamilton SR. The use and interpretation of commercial APC gene testing for familial adenomatous poliposis. N Eng. J Med 1997; 336:823-7.
128. Giardiello FM,Hamilton SR, Krush AJ, Piantadosi S, Hylind LM, Celano P, Treatment of colonic and rectal adenomas with sulindac in familial adenomatous poliposis. N Engl J Med 1993; 328:1313-6.
129. Traverso,G., Shuber, A. Levin,B., Johson,C.,Olsson Schoetz, DJ, Hamilton,SR Deteccion of OPC Mutations in Fecal DNA from Patients with colorectal tumors. N Engl Med 2002; 346:311-320.
130. Labayle D, Fischer D, Vielh P, Drouhin F, Pariente A, Bories C, Sulindac causes regression of rectal polyps in familial adenomatous poliposis. Gastroenterology 1991; 101:635-9.
131. Glock, CY. Survey research in the social sciences, Nueva York, Russell Sage Fundation, 1967, pp.-xxi.
132. Glock CY, Ringer BB y Earl R. Babbie, to comfort and to challenge Berkeley. University of California Press, 1967.
133. Pérula de Torres LA, Martínez de la Iglesia J, Ruiz Moral R, Fonseca del Pozo Variables relacionadas con el estado de salud auto percibido: estudio poblacional. Aten Primaria 1995; 16:323-329.
134. Prieto Ramos F Diagnóstico de salud de una población mediante una encuesta de salud (1991). Tesis Doctoral. Universidad de Barcelona, 1994.
135. Piedrola Gil G. La Salud y sus determinantes. En: Piedrola Gil G, del Rey Calero J. Domínguez Carmona M, Cortina Greus P, Gálvez Vargas R, Sierra López A et al, dirs. Medicina preventiva y salud pública. Barcelona: Masson- Salvat,1992;3-9.
136. Lamata Cotanda F. Una perspectiva de la política sanitaria. Veinte años después del informe Lalonde. Gac Sanit 1994; 8:189-194.
137. OMS: Preparación de indicadores para vigilar los progresos realizados en el logro de la salud para todos en el año 2000. Ginebra, 1981.
138. Peron, Y., Strohmenger, C.: Indices demographigues et indicateurs de santé des populations. Statisque Canada. Section de la Recherche et de l´Analyse. División de la Santé. Ottawa, 1985.
139. Saiz, C.; Zurriaga, O. Cortina, P.O.: Indicadores de salud de población. N. Arch Fac Med 43,365-370, 1985.
140. Instituto Nacional de Estadística. Madrid Decenio 1986-1996.

141. Salleras Sanmartín L. Educación sanitaria. Principios, métodos y aplicaciones. Madrid: Díaz de Santos,1988;13-27.
142. Informes socioeconómicos de Castilla La-Mancha de los años 1.998 y 1.999.Consejo Económico y Social de Castilla La-Mancha.
143. Encuesta de morbilidad hospitalaria. INE 1999.
144. Estadística de establecimientos sanitarios en régimen de internado. INE 1999.
145. Estadísticas laborales del Ministerio de Trabajo y Asuntos Sociales. Memoria 1999.
146. Memorias de Servicios de la Consejería de Sanidad. Junta de Comunidades de Castilla La-Mancha.1999.
147. Estudio sobre accesibilidad a los Servicios sanitarios en Castilla La-Mancha. Consejería de Sanidad, 1.998.
148. Encuesta domiciliaria sobre consumo de drogas,1999. Plan Nacional sobre Drogas.
149. Memoria del Plan Regional de Drogas 1996-1999.
150. Estadística básica del RNTI 2 (1980-84). Monografías Sanitarias, serie C (memorias). Núm. 3. Valencia. Conselleria de Sanitat y Consum. Generalitat Valenciana 1986.
151. Rodríguez Artalejo F, Ortiz Rubio V, Banegas JR, Martín Moreno JM. La epidemiología como instrumento para una política de salud nacional. Med Clin (Barc) 1989;93:663-666.
152. Rey Calero J. Método epidemiológico y salud de la comunidad. Madrid Mc Graw-Hill 1990.
153. Armijo Rojas R. Epidemiología básica en Atención Primaria de la salud. Madrid. Díaz de Santos SA 1994.
154. Armitage P, Berry G. Estadística para la Investigación Biomédica. Barcelona .Doyma 1992.
155. Argimón Pallas JM. Epidemiología y Atención Primaria. En : Martín Zurro Manual de Atención Primaria. Barcelona. Doyma 1994:257-272.
156. Manzano V. Análisis Estadístico con SPSS/PC*. Fundamentos de análisis preliminares, estudios descriptivos y utilidades. Madrid. Ra-ma 1993.
157. Andújar, P. Moreiras V, O Gil, F., Tablas de composición de alimentos. Instituto de Nutrición (C.S.I.C.), Madrid (1987).
158. Argimón Pallas JM. Actividades Preventivas en Atención Primaria. Aspectos Metodológicos. En: Gené Badía J, Martín Zurro A. Actividades Preventivas. Monografías Clínicas en Atención Primaria. Barcelona Mosby Doyma Libros.1994:1-12.
159. Martín Zurro A, Gené Badía J, Subias Loren P. Actividades preventivas y promoción de salud. En: Martín Zurro A (eds). Manual de Atención Primaria Barcelona. Doyma.1994:291-305.
160. Andrades Aragoneses E, González Enríquez J, Rodríguez Artalejo F. Impacto de la Epidemia tabáquica sobre la población española. Análisis de la situación. Tesina del Curso Superior de Salud Pública de la Escuela Nacional de Sanidad. Madrid 1989.

161. Evans,R.C.Fear,S. Ashby, D. Hackett, E.; Williams, M.; Van der Vliet, F.D. Diet and colorectal cancer: An investigation of the lectin/galactose hipothers. Gastroenterology 2002; 122:1784-1792.
162. López Azpiazu M G, MA Gibney M, Kearrey J, Kearrey H, A Martínez J. Factores con mayor influencia sobre la elección de alimentos en la población española. Rev. Esp Nutr Común 1998; 3:113-121.
163. Giovannuci E, Goldin B. The role of, fatty acis, and total energy intake in the ethology of human colon cancer. Am J Clin Nutr 1997; 66:1564S-1571S.
164. Agents IWGotEoC-P. Weight control and physical activity. Int Ag Res Cancer, 2002.
165. Rodríguez- Artalejo F, de Andres B, Guallar-Castillón P, Banegas JR, del Rey J. Association of moderate consumption of alcohol with rates of heavy drinking and abstinence in Spain. Alcohol Clin Exp Res 1999; 23(9):1502-6.
166. Lipworth L, Martinez ME, Angell J, Hsieh C-C, Trichopoulos D. Olive oil and human cancer: an assessment of the evidence. Prev Med, 1997; 26:181-190.
167. Chan, AT, Giovannuci, EL. Schernhammer, C, GA; Hunter, DJ, Walter C.A Prospective study of aspirin and the risk for colorectal adenoma. Ann Inter Med 2004;140: 157-166.
168. Gálvez C, Garrigues V, Ortiz V, Ponce J. Estreñimiento crónico (EC). Estudio de prevalencia en la población general. Rev. Sdad. Valenciana Pat Dig 1999; 18:125-6.
169. Garrote A, Bonet R. Uso de laxantes en el tratamiento del estreñimiento. Offarm 1997; 16:43-52.
170. Dunlop MG. Guidance on gastrointestinal polyposis and no polyposis syndromes. N Engl J Med 1994; 331:1694-702.
171. Grupo de trabajo de la guía de práctica clínica de prevención del cáncer colorrectal. Guía de práctica clínica. Barcelona: Asociación Española de Gastroenterología, Sociedad Española de Medicina de Familia y Comunitaria y Centro Cochrane Iberoamericano; 2004. Programa de Elaboración de Guías de Práctica Clínica en Enfermedades Digestivas, desde la Atención Primaria a la Especializada: 4. Barcelona, Marzo de 2004.

FSC
www.fsc.org
MIX
Papier | Fördert gute Waldnutzung
FSC® C083411

Kolibri 360 GmbH
Ferdinand-Jühlke-Straße 7
99095 Erfurt, Deutschland
produktsicherheit@kolibri360.de

Druck:
CPI Druckdienstleistungen GmbH
im Auftrag der
Kolibri 360 GmbH
Ferdinand-Jühlke-Str. 7
99095 Erfurt